Dr. med. Walter Meili

GRUNDKURS IN KLASSISCHER HOMÖOPATHIE

GRUNDKURS IN KLASSISCHER HOMÖOPATHIE

Dr. med. Walter Meili

1989

JOHANNES SONNTAG
Verlagsbuchhandlung GmbH
Regensburg

CIP-Titelaufnahme der Deutschen Bibliothek

Meili, Walter:
Grundkurs in klassischer Homöopathie / Walter Meili. –
Regensburg : Sonntag, 1988
ISBN 3-87758-062-9

ISBN 3-87758-062-9

Gesamtherstellung: Friedrich Pustet, Graphischer Großbetrieb, Regensburg

Inhaltsverzeichnis

Geleitwort

Seit ca. dreißig Jahren wird von Kollegen wie Vögeli, Künzli, Stübler und Eichelberger – um nur einige wenige Namen zu nennen – Pionier-Arbeit für die Klassische Homöopathie geleistet. Seit einigen Jahren zeigt sich, daß die Saat aufgegangen ist. Die Zahl der klassisch homöopathisch ausgebildeten und arbeitenden Kollegen nimmt zu und die Qualität der Verschreibungen wächst. Der Verfasser dieser Zeilen ist selbst Nutznießer dieser Pionier-Arbeit der oben genannten Kollegen und möchte an dieser Stelle allen seinen Lehrern danken, daß er und viele andere durch deren uneigennützigen Einsatz den Weg zur Klassischen Homöopathie finden konnte.

Daß die Saat aufgeht, zeigt sich an vielen Stellen. Im In- und Ausland gibt es in zunehmendem Maße Ausbildungskurse in Klassischer Homöopathie. Dabei, und das muß an dieser Stelle ausdrücklich gesagt werden, wird unter „Klassischer Homöopathie" keine besondere Homöopathie, auch keine elitäre Art der Homöopathie verstanden, sondern die originäre Homöopathie Hahnemanns: Bei jeder Verschreibung wird nur ein homöopathisches Mittel verordnet, und zwar dasjenige, das die Gesamtheit der Symptome des Patienten am vollkommensten deckt.

In den siebziger Jahren, als ich mich selbst in die Homöopathie einarbeitete, empfand ich es als das größte Manko, daß es nirgendwo eine sozusagen „geschlossene Ausbildung" gab. Man war begeistert von der Homöopathie, wußte aber nicht, wo man es richtig erlernen sollte. Man fuhr von einem Wochenend-Kurs zum anderen, quer durch ganz Deutschland und auch ins Ausland – doch eine durchgehende Linie fehlte. Es fehlte der rote Faden, an dem entlang man durch alle Bereiche der Homöopathie geführt wurde. Diese meine eigene Erfahrung war für mich der Anlaß, den sogenannten „Dreimonatskurs in Klassischer Homöopathie" ins Leben zu rufen. Es ist das Ziel des Dreimonatskurses, sowohl in zeitlichem wie auch in inhaltlichem Zusammenhang, den jungen Kollegen in alle wichtigen Gebiete der Homöopathie einzuführen.

Wie sich beim Abschluß des inzwischen dritten Kurses gezeigt hat, ist bei Kursende sowohl der Wissensstand in der Homöopathie in erfreulicher Höhe wie auch die Motivation für die Homöopathie ausgezeichnet.

Der Verfasser dieses Buches, der selbst Teilnehmer am ersten Dreimonatskurs 1985 war, hat nun diesen roten Faden des Kurses umgesetzt in das vorliegende Buch als Einführung in die Klassische Homöpathie. Als Schweizer hat er zudem die Möglichkeit, an den Vorlesungen KÜNZLIS teilzunehmen. Die Essenz aus diesen Vorlesungen hat der Verfasser mit in den Text eingearbeitet und beide Teile zu einer Synthese verbunden.

Ich wünsche dem Buch, daß es allen lernwilligen Kollegen zu einem profunden Basiswissen in der Homöopathie verhelfen möchte.

Mering, im Mai 1988

Dr. med. Leonhard Wecker
Homöopathischer Arzt

Vorwort

Anstoß zu diesem Buch gab der Dreimonatskurs in Klassischer Homöopathie in Augsburg, der 1985 erstmals durchgeführt wurde und den ich mit großem Gewinn besuchte. Mein Ziel war es, wesentliche Inhalte und bisher unveröffentlichte Informationen aus diesem Kurs einem weiteren Kreis zugänglich zu machen. Das Buch richtet sich an Anfänger wie auch an Fortgeschrittene.
Es wurde versucht, immer wieder den Bezug zu den Schriften HAHNEMANNS herzustellen (Organon der Heilkunst, Chronische Krankheiten). Dadurch soll der Zugang zu diesen schwierig zu lesenden, aber grundlegenden Werken erleichtert werden.
Weiter wird in den Gebrauch des KENT-Repertoriums eingeführt.

Nebst dem Augsburger Kurs basiert dieses Buch vor allem auf den Lehrveranstaltungen von Dr. med. J. KÜNZLI von FIMMELSBERG in Zürich. Ihm sei an dieser Stelle für seinen unermüdlichen und selbstlosen Einsatz für die homöopathische Ausbildung junger Ärzte ganz herzlich gedankt.
Folgenden Damen und Herren Dozenten möchte ich für die Durchsicht und Korrektur einzelner Teile des Manuskriptes ebenfalls danken: Dres. H. GERD-WITTE, H. HAUPTMANN, J. KÜNZLI, Ch. von der PLANITZ, FWPH SOHN, D. SPINEDI, W. SPRINGER und M. Frh. von UNGERN-STERNBERG. Meinem Bruder Dr. med. Frank MEILI danke ich für die kritische Durchsicht des gesamten Manuskriptes und für die zahlreichen Verbesserungsvorschläge.
Mein besonderer Dank gilt Herrn Dr. med. L. WECKER, der ebenfalls das ganze Manuskript gesichtet hat, denn er ist der Initiator und Organisator des Augsburger Kurses.

Zürich, im Mai 1987 **Walter Meili**

I. Samuel Hahnemann – Der Begründer der Homöopathie

Christian Friedrich Samuel HAHNEMANN wurde am 10. April 1755 in Meißen (Sachsen) als Sohn eines Porzellanmalers geboren. Nur durch große Opfer konnte die einfache Familie dem begabten Jungen eine höhere Schulbildung ermöglichen. Er studierte Medizin in Leipzig, Wien, Hermannstadt (Siebenbürgen) und Erlangen.

Die nächsten 25 Jahre seines Lebens waren von unstetem Umherziehen und intensivem Suchen geprägt. Er war von der damaligen Medizin, die im wesentlichen aus übermäßigem Aderlaß, Brech- und Abführkuren sowie aus fragwürdigen Rezepturen bestand, derart unbefriedigt, daß er zeitweise ganz darauf verzichtete zu praktizieren.

Statt dessen betrieb er ausgedehnte chemische und pharmazeutische Studien. Dabei kam ihm seine praktische Ausbildung in der Apotheke seines späteren Schwiegervaters sehr zugute.

Den Lebensunterhalt seiner wachsenden Familie bestritt er mit Übersetzertätigkeit: er übertrug zahlreiche bedeutende medizinische und pharmazeutische Werke seiner Zeit ins Deutsche. Daneben verfaßte er eigene, zum Teil wegweisende Bücher und Schriften wie z. B. das „Apotheker-Lexikon" (1793–99), eine Übersicht über den Arzneischatz des ausgehenden 18. Jahrhunderts. In Schriften über Gesundheitspflege und Erziehung zeigte sich bereits, daß er eigene Wege ging und seiner Zeit weit voraus war, so zum Beispiel in seinen 1792 und 1795 erschienenen Vorschlägen für öffentliche Hygiene zur Verhütung von Epidemien in Städten und Gefängnissen oder mit seiner Forderung nach Einrichtung von Seuchenhäusern.

Leidenschaftlich kritisierte er die Mängel und die schädlichen Auswirkungen der damaligen Schulmedizin. Dabei suchte er unablässig nach neuen Möglichkeiten und Wegen.

Eine entscheidende Erfahrung war für ihn sein Selbstversuch mit Chinarinde um 1790. Angeregt durch eine Stelle, die er gerade aus einem englischen Werk übersetzte und deren Richtigkeit er bezweifelte, wollte er die Wirkung der Chinarinde an sich selbst beobachten. In wiederholten Versuchen konstatierte er an sich einen der Malaria ähnlichen Krankheitszustand.

Dies war für ihn wegweisend; in der Folge prüfte er zahlreiche weitere Arzneistoffe an sich selbst. Immer klarer erkannte er im Versuch am Gesunden die einzige Möglichkeit, die reine Wirkung der Heilmittel auf den Menschen kennen zu lernen. Er formulierte dies zunächst noch vorsichtig in seiner an HUFELAND gerichteten Schrift: „Brief an einen Arzt von hohem Range über die höchst nöthige Wiedergeburt der Heilkunde:"

> „Er, der Allvater, sollte die Krankheitsmartern seiner liebsten Geschöpfe mit Kälte ansehen und dem doch sonst alles möglich machenden Genie der Menschen keinen Weg, *keinen leichten, sicheren und zuverlässigen Weg* möglich gemacht haben, wie sie die Arzneien befragen könnten, wozu jede nütze, wofür sie wirklich und sicher und zuverlässig hülfreich sey?". Weiter unten schreibt er im gleichen Brief: „Du mußt, dachte ich, die Arzneien beobachten, wie sie auf den menschlichen Körper einwirken wenn er sich auf dem ruhigen Wasserspiegel seiner Gesundheit befindet. Die Veränderungen, die die Arzneien im *gesunden* Körper anrichten, existieren doch nicht umsonst, müssen doch wohl etwas zu bedeuten haben. [...] Vielleicht haben diese Veränderungen viel, ungemein viel zu bedeuten. Vielleicht ist dies die einzige Sprache, in der sich diese Substanzen dem Beobachter über den Zweck ihres Daseins verständlich machen können; vielleicht sind die Veränderungen und Empfindungen, die jede Arznei im *gesunden* Menschenorganismus hervorbringt, die einzigen vernehmlichen Laute, die sie – hier nicht übertäubt von schon gegenwärtigen, grellen Krankheitssymptomen – distinkt dem vorurteilsfreien Wahrnehmer aussprechen kann über ihre spezifische Tendenz, über ihre eigenthümliche, reine, positive Kraft, mit der sie den Körper umzustimmen, das ist den gesunden zu verstimmen und – wo sie heilen kann – den durch Krankheit verstimmten Organismus wieder in Gesundheit umzustimmen vermögend ist!"

6 Jahre lang prüfte HAHNEMANN diese Hypothese, ehe er damit 1796 an die Öffentlichkeit trat durch seine Schrift: „Versuch

über ein neues Prinzip zur Auffindung der Heilkräfte der Arzneisubstanzen, nebst einigen Blicken auf die bisherigen." Hier findet sich auch eine erste Formulierung des Ähnlichkeitsprinzips: *Similia similibus curentur,* d. h.: Ähnliches möge durch Ähnliches geheilt werden. Zu dieser Zeit nahm HAHNEMANN die ärztliche Tätigkeit wieder auf. Das Konzept seiner neuen Heilweise wurde dabei immer klarer, bis es 1810 im „Organon der rationellen Heilkunde" umfassend vorlag. (Organon = *griech.* Werkzeug).

Um sich als Lehrer an Studenten wenden zu können, habilitierte er sich an der Leipziger Universität, wo er während 10 Jahren regelmäßig Vorlesungen hielt. Das Organon erlebte eine zweite Auflage und erschien wesentlich erweitert unter dem endgültigen Titel „Organon der Heilkunst". Sein Ruf als Arzt reichte bereits weit über die Grenzen seiner Heimat hinaus. Bei seinen Fachkollegen in Leipzig stieß er hingegen immer mehr auf Feindseligkeit. Dazu trug allerdings auch seine unduldsame, streitbare, zuweilen auch streitsüchtige Art bei. Als ihm schließlich durch gerichtliche Verfügung das Herstellen und Abgeben von Arzneien verboten wurde, zog HAHNEMANN 1821 in die nahegelegene Kleinstadt Köthen. Der dortige Herzog, dessen Leibarzt er wurde, sicherte ihm das Selbstdispensationsrecht auf Lebzeiten zu.

In dieser Zeit erlebte das Organon seine 3., 4. und 5. Auflage, jede wieder dem neuesten Stand seiner Erfahrungen angepaßt. Die Bedeutung des Potenzierens beispielsweise erkannte er erst hier in vollem Umfang (vgl. IV. Kapitel). In dieser fruchtbaren Schaffensperiode gelang ihm auch der Durchbruch bei der Behandlung der chronischen Krankheiten. Er war inzwischen so berühmt geworden, daß er von Patienten aus ganz Europa aufgesucht wurde. So auch von einer jüngeren Malerin aus Paris, die er später heiratete, nachdem seine erste Lebensgefährtin 5 Jahre zuvor gestorben war.

Als 80jähriger verließ er nun seine Heimat und zog mit seiner zweiten Frau nach Paris. Hier führte er noch während 8 Jahren eine gutgehende Praxis für die vornehme Gesellschaft von damals.

1843 starb HAHNEMANN im 89. Lebensjahr. Im Jahr zuvor vollendete er noch die 6. Auflage des Organons. Durch Intrigen wurde deren Herausgabe jedoch bis 1921 verhindert.

Die 5. und die 6. Auflage des Organons bilden nach wie vor die Grundlage der Klassischen Homöopathie. „Macht's nach, aber macht's *genau* nach!", mahnte HAHNEMANN seine Nachfolger. Er war nämlich zeitlebens bestrebt, seine Methode zu vervollkommnen. Was er sagte, gründete auf sorgfältigem Beobachten und auf langer Erfahrung. Man sollte sich dies stets vor Augen halten und niemals ohne sehr gut begründete Erfahrung von HAHNEMANNS klaren, detaillierten Anweisungen abweichen. Das soll wiederum nicht heißen, daß sich die Homöopathie nicht weiterentwickeln könnte. Dies ist zum Beispiel durch Constantin HERING (1800–1880), James Tyler KENT (1849–1916) oder Pierre SCHMIDT 1894–1987 geschehen. Die Klassische Homöopathie von heute ist vor allem durch das Wirken des Schweizers Jost KÜNZLI VON FIMMELSBERG und des Griechen George VITHOULKAS geprägt. Daneben gibt es bedeutende Lehrer der Klassischen Homöopathie in Indien und in Lateinamerika. Sie alle beriefen oder berufen sich aber ausdrücklich auf HAHNEMANN.

II. Einführung ins Organon der Heilkunst

Die 6. Auflage des Organons besteht aus einer längeren Einleitung und 291 Paragraphen. Diese sind durch keine Kapitelüberschriften gegliedert; das Werk enthält auch kein Inhaltsverzeichnis.
Immerhin läßt sich sagen, daß es in den §§ 1–71 um die Begründung, in den restlichen Paragraphen um genaue Anweisungen zur Ausübung der Homöopathie geht.
Im folgenden soll ein Überblick über den Inhalt der §§ 1–71 gegeben werden.
Die ersten vier Paragraphen definieren den Aufgabenbereich des Arztes.

§ 1: „Des Arztes höchster und *einziger* Beruf ist, kranke Menschen gesund zu machen, was man heilen nennt."

§ 2: „Das höchste Ideal der Heilung ist schnelle, sanfte, dauerhafte Wiederherstellung der Gesundheit oder Hebung und Vernichtung der Krankheit in ihrem ganzen Umfange auf dem kürzesten, zuverlässigsten, unnachteiligsten Wege, nach deutlich einzusehenden Gründen."

Den Praktiker und Empiriker, der HAHNEMANN war, erkennt man an den folgenden Worten (§ 6): „Der vorurteilslose Beobachter – die Nichtigkeit übersinnlicher Ergrübelungen kennend, die sich in der Erfahrung nicht nachweisen lassen – nimmt, auch wenn er der Scharfsinnigste ist, an jeder einzelnen Krankheit nichts, als äußerlich durch die Sinne erkennbare Veränderungen im Befinden des Leibes und der Seele, *Krankheitszeichen, Zufälle, Symptome* wahr, das ist, Abweichungen vom gesunden ehemaligen Zustande des jetzt Kranken, [...]". § 7: „[...] so müssen [...] es auch einzig die Symptome sein, durch welche die Krankheit die zu ihrer Hilfe geeignete Arznei fordert und auf dieselbe hinweisen kann – so muß die Gesamtheit dieser Symptome, *dieses nach außen reflektierende Bild des inneren Wesens der Krankheit, das ist, des Leidens der Lebenskraft,* das Hauptsächlichste oder Einzige sein, wodurch die Krankheit zu erkennen geben kann, welches Heilmittel sie bedürfe, [...]".

In § 14 geht er noch einen Schritt weiter, indem er sagt: „Es gibt nichts krankhaftes Heilbares und nichts unsichtbarerweise krankhaft verändertes Heilbares im Innern des Menschen, was sich nicht durch Krankheitszeichen und Symptome dem genau beobachtenden Arzte zu erkennen gäbe, – ganz der unendlichen Güte des allweisen Lebenserhalters der Menschen gemäß."

II. 1. Lebenskraft, Krankheit und Heilung

Die Lebenskraft

Dem herrschenden Zeitgeist erscheint ein solcher Begriff suspekt und „unwissenschaftlich". Doch erleben wir nicht täglich das Wirken der Lebenskraft bei der Heilung von Verletzungen und Krankheiten? Hahnemann hat diesen Begriff erst in der 5. Auflage des Organons eingeführt. In der 6. Auflage erscheint die Lebenskraft als wichtige Voraussetzung zum Verständnis von Gesundheit, Krankheit sowie der Heilwirkung potenzierter Arzneien.

§ 9: „Im gesunden Zustande des Menschen waltet die geistartige, als Dynamis den materiellen Körper belebende Lebenskraft unumschränkt und hält seine Teile in bewundernswürdig harmonischem Lebensgange in Gefühlen und Tätigkeiten, so daß unser inwohnende, vernünftige Geist sich dieses lebendigen, gesunden Werkzeugs frei zu dem höheren Zwecke unseres Daseins bedienen kann."

§ 10: „Der materielle Organismus, ohne Lebenskraft gedacht, ist keiner Empfindung, keiner Tätigkeit, keiner Selbsterhaltung fähig; nur das immaterielle, den materiellen Organismus im gesunden und kranken Zustande belebende Wesen (das Lebensprinzip, die Lebenskraft) verleiht ihm alle Empfindung und bewirkt seine Lebensverrichtungen."

Interessant ist, wie nahe Hahnemann heutigen Vorstellungen von Leib und Seele kam (§ 15): „Wohl ist der Organismus materielles Werkzeug zum Leben, aber ohne Belebung von der instinktartig fühlenden und ordnenden Dynamis so wenig denkbar, als Lebenskraft ohne Organismus; folglich machen beide eine Einheit aus, obgleich wir in Gedanken diese Einheit der leichteren Begrifflichkeit wegen in zwei Begriffe spalten."

Krankheit und Heilung

Vom Wesen der Krankheit hatte HAHNEMANN folgende Vorstellung (§ 11): „Wenn der Mensch erkrankt, so ist ursprünglich nur diese geistartige, in seinem Organismus überall anwesende, selbsttätige Lebenskraft [...] verstimmt; nur das zu einer solchen Innormalität verstimmte Lebensprinzip kann dem Organismus die widrigen Empfindungen verleihen, [...] die wir *Krankheit* nennen [...]".

Der Körper kann demnach unmöglich aus sich heraus erkranken. Alle Lebensäußerungen, gesunde wie kranke, sind also Wirkungen der Lebenskraft. Demzufolge kommt Heilung nur durch Umstimmung der „verstimmten Lebenskraft" zustande (vgl. § 12). *Ein Heilmittel muß darum nicht auf den Körper, sondern auf die Lebenskraft einwirken.* Diese kann aber nicht von materiellen, sondern nur von ihr angepaßten Reizen heilend beeinflußt werden (vgl. IV. 2.). HAHNEMANN schreibt dazu (§ 16): „Von schädlichen Einwirkungen auf den gesunden Organismus durch die feindlichen Potenzen [...] kann unsere Lebenskraft als geistartige Dynamis nicht anders denn auf geistartige (dynamische) Weise ergriffen und affiziert werden und alle solchen krankhaften Verstimmungen (die Krankheiten) können auch durch den Heilkünstler nicht anders von ihr entfernt werden, als durch geistartige (dynamische, virtuelle) Umstimmungskräfte der dienlichen Arzneien [...]. Demnach können Heil-Arzneien nur durch dynamische Wirkungen auf das Lebensprinzip Gesundheit und Lebensharmonie wiederherstellen [...]".

Unter „dynamisch" versteht HAHNEMANN ganz allgemein Wirkungen, die ohne Übertragung von Materie zustande kommen, also z. B. die Anziehungskraft der Erde auf den Mond oder den Magnetismus (vgl. Anmerkung zu § 11). Dynamisch ist deshalb auch die Wirkung der in der Homöopathie verwendeten Mittel:

„Es sind nicht die körperlichen Atome dieser hoch dynamisierten Arzneien noch ihre physische oder mathematische Oberfläche, vielmehr liegt unsichtbarerweise in dem so befeuchteten Kügelchen [vgl. IV. Kapitel] oder in seiner Auflösung eine aus der Arzneisubstanz möglichst enthüllte und frei gewordene, spezifische Arzneikraft, welche schon durch Berührung der lebenden Tierfaser auf den ganzen Organismus dynamisch einwirkt (ohne ihm jedoch irgend eine, auch noch so fein gedachte Materie mitzuteilen) und zwar desto stärker, je freier und immaterieller sie durch die Dynamisation geworden war." (aus der Anmerkung zu § 11).

Auf die überragende Bedeutung für die Heilung von Krankheiten, die dem Beobachten der Wirkung der Arzneien auf den Gesunden zukommt (§§ 19–21), ist schon hingewiesen worden. Offenbar ließ HAHNEMANN zunächst offen, ob dem Kranken jene Arznei gegeben werden soll, die beim Gesunden entgegengesetzte oder aber möglichst ähnliche Symptome erzeugt (§ 22): „[...] auf der andern Seite hingegen folgt, daß für den Inbegriff der Symptome der zu heilenden Krankheit diejenige Arznei gesucht werden müsse, welche (je nachdem die Erfahrung zeigt, ob die Krankheitssymptome durch ähnliche oder durch *entgegengesetzte* Arznei-Symptome am leichtesten, gewissesten und dauerhaftesten aufzuheben und in Gesundheit zu verwandeln sind) *ähnliche* oder *entgegengesetzte* Symptome zu erzeugen die meiste Neigung bewiesen hat."
§ 23: „Es überzeugt uns aber jede reine Erfahrung und jeder genaue Versuch, daß von *entgegengesetzten* Symptomen der Arznei anhaltende Krankheitssymptome so wenig aufgehoben und vernichtet werden, daß sie vielmehr nach kurzdauernder, scheinbarer Linderung, dann nur in desto verstärkterem Grade wieder hervorbrechen und sich offenbar verschlimmern."
§ 25: „Nun lehrt aber das einzige und untrügliche Orakel der Heilkunst, die reine Erfahrung, [...] daß wirklich diejenige Arznei, welche in ihrer Einwirkung auf gesunde menschliche Körper die meisten Symptome in Ähnlichkeit erzeugen zu können bewiesen hat, welche an dem zu heilenden Krankheitsfalle zu finden sind, in gehörig potenzierten und verkleinerten Gaben auch die Gesamtheit der Symptome dieses Krankheitszustandes [...] schnell, gründlich und dauerhaft aufhebe [...]".
§ 26: „Dies beruht auf jenem zwar hie und da geahnten, aber bisher nicht anerkannten, aller wahren Heilung von jeher zum Grunde liegenden homöopathischen Naturgesetze:
Eine schwächere dynamische Affektion wird im lebenden Organismus von einer stärkeren dauerhaft ausgelöscht, wenn diese (der Art nach von ihr abweichend) jener sehr ähnlich in

ihrer Äußerung ist." Dies ist das *Ähnlichkeitsgesetz, Similia similibus curentur,* wie HAHNEMANN sich an anderer Stelle ausdrückte.
In der Anmerkung zu diesem Paragraphen gibt er einige Beispiele für die universelle Gültigkeit dieses Gesetzes: „Wie kann in der Frühdämmerung der hell leuchtende Jupiter dem Sehnerven des ihn Betrachtenden verschwinden? Durch eine stärkere, sehr ähnlich auf den Sehnerven einwirkende Potenz, die Helle des anbrechenden Tages! – Womit pflegt man in von üblen Gerüchen angefüllten Orten die beleidigten Nasennerven wirksam zufrieden zu stellen? Durch Schnupftabak, der den Geruchsinn ähnlich, aber stärker ergreift! Keine Musik, kein Zuckerbrot, die auf die Nerven anderer Sinne Bezug haben, würde diesen Geruchsekel heilen. – So wird auch Trauer und Gram durch einen neuen, stärkeren, jemand anderem begegneten Trauerfall, sei er auch nur erdichtet, im Gemüte ausgelöscht.
Völker wie die Deutschen, Jahrhunderte hindurch allmählich mehr und mehr in willenlose Apathie und unterwürfigen Sklavensinn herabgesunken, mußten erst von dem Eroberer aus dem Westen[1]) noch tiefer in den Staub getreten werden, bis zum Unerträglichen, und hiedurch erst ward ihre Selbst-Nichtachtung überstimmt und aufgehoben, es ward ihnen ihre Menschenwürde wieder fühlbar und sie erhoben ihr Haupt zum ersten Male wieder als deutsche Männer."
HIPPOKRATES und PARACELSUS erwähnten dieses Ähnlichkeitsprinzip mehrfach in ihren Lehren, später ist es noch bei weniger bekannten Ärzten nachgewiesen. Doch erst HAHNEMANN machte es konsequent zur Grundlage einer neuen Heilweise, der *Homöopathie* (von griech. *homoion* = ähnlich und *pathos* = Leiden, Schmerz).

II. 2. Ähnliche und unähnliche Krankheiten

Sehr aufschlußreich für das Verständnis der Homöopathie sind die Phänomene beim Zusammentreffen von zwei Krankheiten.

[1]) Napoleon I.

Leidet jemand an einer Krankheit und erwirbt sich nun eine zweite, unähnliche (oder ist ihr zumindest ausgesetzt), lassen sich drei verschiedene Reaktionen beobachten:

1. „[...] ist etwa die *ältere stärker,* so wird die neue durch die alte vom Körper abgehalten" (§ 36).
   KENT schreibt dazu in seinen „Lectures on Homoeopathic Philosophy" auf S. 144 der deutschen Übersetzung (Zur Theorie der Homöopathie): „Unter jenen, welche der Epidemie entrannen, lassen sich aber auch einige Personen entdecken, welche weit entfernt von solch schöner Vitalität sind, im Gegenteil, richtige Invalide: Tuberkulöse, Nierenkranke im letzten Stadium, Diabetiker. Suchen wir solche Fälle zusammen, so erkennen wir, daß keiner derselben von der herrschenden Epidemie, sei es Dysenterie, Windpocken oder Grippe etc. ergriffen wurde. Sie sind epidemischen Einflüssen auch andere Male nicht zugänglich gewesen. Wie kann man sich so etwas erklären? Der Grund ist sehr einfach: Sie leiden an einer Krankheit, welche die Epidemie nicht unterdrücken kann. Die Epidemie ist allopathisch oder besser unähnlich zu ihrem eigenen Krankheitszustand, sie kann selbigen schon angesichts der Virulenz des letzteren nicht unter ihre Gewalt bekommen."

2. Die neue, unähnliche Krankheit ist stärker.
   Dazu die Fortsetzung des obigen Zitats: „Leiden sie aber unter einer nicht so schweren chronischen Krankheit, kann man bei ihnen beobachten, wie z. B. eine akute Dysenteriekrise ihre eigene Krankheit eine zeitlang zum Verschwinden bringt; die Epidemie hat sie ergriffen und die epidemische Krankheit nimmt ihren Lauf in ihrem Organismus. Geht dieser Lauf dann dem Ende entgegen, sieht man die alten Symptome der vorangehenden Krankheit wieder auftauchen und ihren Verlauf weiter nehmen, wie wenn sie nie mit diesem vorübergehenden Zustand vermengt worden wären und wie wenn nie etwas anderes gewesen wäre. Dieses Beispiel illustriert gut, was unähnliche Krankheiten sind: Sie können sich gegenseitig nie heilen, die eine kann die andere nur unterdrücken."
   HAHNEMANN erwähnt dazu im § 38 eine Vielzahl von Fallbeispielen aus der damaligen medizinischen Literatur. Übri-

gens wandte die Medizin jener Zeit dieses Prinzip „therapeutisch" an: durch Purgieren (= Abführen) oder Anlegen von Fontanellen und künstlichen Hautgeschwüren konnten selbst schwerere Krankheiten vorübergehend zum Schweigen gebracht werden; nachher war der Patient freilich nicht nur nicht geheilt, sondern durch die eingreifende Methode zusätzlich geschwächt (§ 39). Erbarmungslos ging HAHNEMANN mit dieser „Unheilkunst" ins Gericht.

3. § 40: „Oder *die neue Krankheit tritt,* nach langer Einwirkung auf den Organismus, endlich *zu der alten, ihr unähnlichen,* und bildet mit dieser eine *komplizierte* Krankheit, [...] und der Kranke ist dadurch kränker geworden und schwieriger zu heilen."

§ 43: „Aber ganz anders ist der Erfolg, wenn *zwei ähnliche* Krankheiten im Organismus zusammentreffen, das ist, wenn zu der schon vorhandenen Krankheit eine stärkere, ähnliche hinzutritt. Hier zeigt sich, *wie* im Laufe der Natur Heilung erfolgen kann, und *wie* von Menschen geheilt werden sollte."
§ 45: „Stets und überall vernichten sich zwei, der Art nach zwar verschiedene, aber in ihren Äußerungen und Wirkungen wie durch die von jeder derselben verursachten Leiden und Symptomen einander sehr ähnliche Krankheiten, sobald sie im Organismus zusammentreffen, nämlich die stärkere Krankheit die schwächere [...]".
In § 46 werden zahlreiche Fallbeispiele aus der Literatur angeführt. Was natürlicherweise durch eine zweite, ähnliche, aber stärkere Krankheit geschehen kann, muß in der Therapie durch eine künstliche, ähnliche Krankheit, d. h. durch ein entsprechend gewähltes Arzneimittel, geschehen.
§ 27: „Das Heilvermögen der Arzneien beruht daher auf ihren der Krankheit ähnlichen und dieselbe an Kraft überwiegenden Symptomen, so daß jeder einzelne Krankheitsfall nur durch eine, die Gesamtheit seiner Symptome am ähnlichsten und vollständigsten im menschlichen Befinden selbst zu erzeugen fähigen Arznei, welche zugleich die Krankheit an Stärke übertrifft, am gewissesten, gründlichsten, schnellsten und dauerhaftesten vernichtet und aufgehoben wird."
Bezeichnend für HAHNEMANN ist folgender Satz (§ 28):

„Da dieses Naturgesetz sich in allen reinen Versuchen [...] beurkundet, die Tatsache also besteht, so kommt auf die scientifische Erklärung, *wie dies zugehe,* wenig an, und ich setze wenig Wert darauf, dergleichen zu versuchen."

Man könnte nun erwarten, daß die durch die Arznei induzierte, ähnliche Krankheit die alte zwar vertreibt, dafür aber an deren Stelle tritt, besonders auch, da sie ja stärker sein muß. Dazu § 68: „Bei *homöopathischen* Heilungen zeigt uns die Erfahrung, daß [...] zwar nach Vertilgung der letzteren [gemeint ist die Krankheit] anfangs noch einige wenige Arzneikrankheit *allein* im Organismus fortdauert, aber der außerordentlichen Kleinheit der Gabe wegen so überhingehend, so leicht und so bald von selbst verschwindend, daß die Lebenskraft gegen diese kleine, künstliche Verstimmung ihres Befindens keine bedeutendere Gegenwirkung vorzunehmen nötig hat [...]".
Die Heilmittel der Homöopathie sind eben nicht stark wirkend an sich; sie sind es nur dann, wenn sie nach dem Ähnlichkeitsprinzip verordnet werden. Der Grund dafür ist folgender: Ein Kranker ist äußerst empfänglich für einen seiner Krankheit sehr ähnlichen Reiz, denn dieser trifft ja auf seine Schwachstelle. Deshalb genügt ein – absolut gesehen – schwacher Reiz, die Krankheit zu überstimmen. Dazu kommt, daß die spezifische Heilkraft der homöopathischen Mittel durch ihre Herstellungsweise wesentlich verstärkt wird (vgl. IV. 2.).

II. 3. Homöopathie und Allopathie

alloion (griech.) = verschieden, anderer Art.
§ 54: „Die allöopathische Kurart, welche mancherlei gegen die Krankheiten unternahm, doch stets nur das Ungehörige, war die seit Menschengedenken unter sehr verschiedenen Formen, die man Systeme nannte, herrschende."
§ 55: „Da aber bald nach Einführung eines jeden dieser Systeme und bei jeder dieser Kurmethoden das Publikum sich überzeugte, wie bei deren genauer Befolgung die Leiden der Kranken sich nur noch vermehrten und erhöhten, so würde man schon längst diese allöopathischen Ärzte ganz verlassen

haben, wenn nicht die *palliative Erleichterung,* die sie von Zeit zu Zeit durch einige empirisch aufgefundene Mittel (deren oft fast augenblickliche, schmeichelhafte Wirkung in die Augen fällt) dem Kranken zu verschaffen wußten, ihren Kredit noch einigermaßen aufrecht erhalten hätte."

§ 56: „Mit dieser *palliativen* Methode, seit 17 Jahrhunderten nach GALENS Lehre: *contraria contrariis* eingeführt, konnten die bisherigen Ärzte das Vertrauen des Kranken noch am gewissesten zu gewinnen hoffen, indem sie ihn mit fast augenblicklicher Besserung täuschten. Wie unhilfreich aber im Grunde und wie schädlich diese Behandlungsart (in nicht sehr schnell verlaufenden Krankheiten) ist, werden wir aus Folgendem ersehen."

Das Problem dieser Behandlungsweise ist die *Nachwirkung* oder *Gegenwirkung,* die Antwort des Organismus auf die vom Kontrarium erzeugte Erstwirkung (§ 63). Sie ist der Erstwirkung entgegengesetzt.

§ 65 gibt einige Beispiele dazu:

„Dem gestern durch viel Wein Erhitzten (Erstwirkung) ist heute jedes Lüftchen zu kalt (Gegenwirkung des Organismus, Nachwirkung). Ein in das kälteste Wasser lange getauchter Arm ist zwar anfänglich weit blässer und kälter (Erstwirkung) als der andere, aber vom kalten Wasser entfernt und abgetrocknet, wird er nachgehends nicht nur wärmer als der andere, sondern sogar heiß, rot und entzündet (Nachwirkung, Gegenwirkung der Lebenskraft) [...] Auf von Mohnsaft erzeugten, tiefen Betäubungsschlaf (Erstwirkung) wird die nachfolgende Nacht desto schlafloser (Gegenwirkung, Nachwirkung). Nach der durch Mohnsaft erzeugten Leibesverstopfung (Erstwirkung) erfolgt Durchfälligkeit (Nachwirkung) [...] Und so wird überall auf jede Erstwirkung [...] stets das gerade Gegenteil (wo, wie gesagt, es wirklich ein solches gibt) durch unsere Lebenskraft in der Nachwirkung zu Wege gebracht."

Oder ein aktuelles Beispiel: H. G. BOENNINGHAUS schreibt in seiner „Hals-Nasen-Ohrenheilkunde (Springer-Verlag, 6. Auflage) auf S. 180 zum Thema Schnupfen:

„Je stärker die abschwellende Wirkung der vasokonstriktorischen Nasentropfen ist, desto stärker ist auch die nach 4–6 Stunden auftretende reaktive Hyperämie der Nasenschleimhaut und der Muscheln."

Aus diesem Grund kann das Kontrarium nur eine palliative Wirkung haben, niemals aber eine kurative. Um den gewünschten Effekt aufrecht zu erhalten, muß ständig gegen die Nachwirkung des Organismus angekämpft werden, d. h. die Gabe muß dauernd und oft in steigender Dosis wiederholt werden (vgl. Fortsetzung des obigen Zitates von BOENNINGHAUS):

„Es werden dann erneut abschwellende Nasentropfen benötigt. Bei zu langem Gebrauch abschwellender Nasentropfen tritt eine Gewöhnung an die Tropfen ein. Die Patienten können dann ohne Verwendung der Tropfen alle 4 Stunden nicht mehr auskommen."

Dasselbe ist zum Beispiel auch bei den Laxantien bestens bekannt. Der Behandlungsweg des Kontrariums ist also höchstens für rasche Interventionen in lebensbedrohlichen Situationen geeignet (vgl. Anmerkung zu § 67). Bei Tendenz zu Chronizität führt er jedoch in eine Sackgasse. HAHNEMANN hat schon zu Beginn des letzten Jahrhunderts nachdrücklich darauf hingewiesen (§ 59):

„*Noch nie* in der Welt wurden bedeutende Symptome anhaltender Krankheiten durch solche palliativen Gegensätze behandelt, ohne daß nach wenigen Stunden das Gegenteil, die Rückkehr, ja offenbare Verschlimmerung eines solchen Übels erfolgt wäre."

Und § 69: *„Das Krankheitssymptom wird also schlimmer nach verflossener Wirkdauer des Palliativs; umso schlimmer, je größer die Gabe desselben gewesen war."*

Die Allopathie bediente und bedient sich freilich nicht nur des Kontrariums; dieses ist nur ein Spezialfall des Alloions. Die damalige Medizin benutzte auch eigentliche Kunstkrankheiten, um die andere Krankheit zu übertönen; daß diese Methode erst recht nichts mit Heilung zu tun hat, zeigte HAHNEMANN durch seine Beobachtungen über das Zusammentreffen unähnlicher Krankheiten.

Die heutige Allopathie versucht bekanntlich, auf Grund ihrer Kenntnisse der Pathophysiologie und Biochemie des Krankheitsgeschehens einerseits und der Pharmakologie andererseits, die gewünschten Effekte zu erzielen. Für sie liegt das Wesen der Krankheit in pathologisch-anatomischen, mikrobiologischen oder biochemischen Kategorien begründet.

Für die Homöopathie steht am Anfang jeder Krankheit eine Störung der Lebenskraft (§ 11). Die Symptome sind das „nach außen reflektierende Bild" dieses „Leidens der Lebenskraft" (§ 7). Nur sie lassen daher Rückschlüsse auf eine kausale Behandlung der Krankheit zu.

„... so müssen [...] es auch einzig die Symptome sein, durch welche die Krankheit die zu ihrer Hilfe geeignete Arznei fordert und auf dieselbe hinweisen kann" (§ 7).

Daran ändern auch die naturwissenschaftlich-medizinischen Erkenntnisse der letzten Jahrzehnte nichts. So hat es beispielsweise für die homöopathische Mittelwahl keine Konsequenzen, ob eine Krankheit viral oder bakteriell bedingt ist, ja selbst ob sie überhaupt infektiöser Herkunft ist. Nur die Symptome, die ja auch bei gleicher Diagnose stark verschieden sein können, zeigen das Mittel an, dessen die Krankheit zu ihrer Heilung bedarf. (Über die Bedeutung der klinischen Diagnose in der Homöopathie siehe S. 67).

§ 71 leitet schließlich zum „praktischen" Teil des Organons über, indem er die zu behandelnden Themen nennt: „[...] so wird sich das Heilgeschäft auf folgende drei Punkte beschränken:

I. Wie erforscht der Arzt, was er zum Heilbehufe von der Krankheit zu wissen nötig hat? [§§ 72–104]
II. Wie erforscht er die zur Heilung der natürlichen Krankheiten bestimmten Werkzeuge, die krankmachende Potenz der Arzneien? [§§ 105–145]
III. Wie wendet er diese künstlichen Krankheitspotenzen (Arzneien) zur Heilung der natürlichen Krankheiten am zweckmäßigsten an? [§§ 146–291]."

Mit Punkt I befaßt sich das V. Kapitel, mit Punkt II das III. und mit Punkt III das VI. und die folgenden Kapitel.

III. Arzneimittelprüfung, Arzneimittellehren und Repertorien

Der zweite Punkt des „Geschäftes eines echten Heilkünstlers" betrifft also *„die Erforschung der zur Heilung der natürlichen Krankheiten bestimmten Werkzeuge,* die Erforschung der krankmachenden Kraft der Arzneien, um, wo zu heilen ist, eine von ihnen aussuchen zu können, aus deren Symptomenreihe eine künstliche Krankheit zusammengesetzt werden kann, der Hauptsymptomen-Gesamtheit der zu heilenden natürlichen Krankheit möglichst ähnlich" (§ 105).
Die Erforschung der „krankmachenden Kraft" der Arzneien geschieht durch deren *Prüfung am gesunden Menschen.* Gibt man nämlich, „um dies zu erforschen, Arzneien nur *kranken* Personen ein, selbst wenn man sie nur einfach und einzeln verordnete, so sieht man von ihren reinen Wirkungen wenig oder nichts Bestimmtes, da die von den Arzneien zu erwartenden besonderen Befindensveränderungen mit den Symptomen der gegenwärtigen natürlichen Krankheit vermengt, nur selten deutlich wahrgenommen werden können" (§ 107).
Auch *Tierversuche* sind für die Homöopathie (glücklicherweise) untauglich, denn „was sie [die Arzneien] Tieren eingeben, in diesen für Veränderungen erregen, lehrt bloß, was sie in diesen, jedes besonderer Natur gemäß, zu verändern vermögen, nicht aber, was sie auf den ganz verschieden organisierten und mit einem sehr abweichenden Geistes- und Empfindungsvermögen ausgestatteten Menschen wirken würden" (HAHNEMANN, Reine Arzneimittellehre, Bd. 4, S. 17).
Bevor man homöopathisch, d. h. nach dem Ähnlichkeitsprinzip, verordnen und heilen kann, müssen die Wirkungen der Arzneien auf den gesunden Menschen also möglichst genau bekannt sein (§ 106). Einen ersten Hinweis, wie eine Substanz wirkt, geben akzidentelle Vergiftungsfälle. HAHNEMANN sammelte diese ihm dazu verfügbaren Daten (§ 110). Bei Vergiftungen kommen aber nur die allergröbsten Wirkungen eines Stoffes zum Ausdruck. Ein weit differenzierteres Wirkungsbild ergibt sich bei Arzneimittelprüfungen mit möglichst geringen, nicht toxischen Dosen (vgl. § 128).

Nach seinem legendären Chinarindenversuch begann HAHNEMANN, immer mehr der damals gebräuchlichen Arzneien zuerst an sich selbst, dann auch an seiner Familie und an Studenten auszuprobieren. Eine solche Arzneimittelprüfung (= AMP) ist, korrekt durchgeführt, völlig gefahrlos (vgl. Anmerkung zu § 141). Dabei nehmen mehrere gesunde Versuchspersonen eine ihnen unbekannte, gewöhnlich stark verdünnte Substanz ein und beobachten deren Wirkung auf ihren Organismus. Entweder wird eine einmalige Dosis zugeführt, oder es wird über längere Zeit mehrmals täglich Arznei eingenommen, bis Symptome auftreten.
Zeigt eine hohe Verdünnung keine Veränderung im Befinden, nimmt man eine niedrigere. Dazu erhalten die Versuchspersonen gewöhnlich mehrere numerierte Fläschchen, die das Mittel in verschiedener Potenz enthalten; eines davon ist Placebo. Sie notieren alle während dieser Zeit ihnen auffallenden Veränderungen und Symptome von Körper und Psyche. Die Ergebnisse werden vom Versuchsleiter ausgewertet.
In den §§ 121–141 gibt HAHNEMANN detaillierte Anweisungen zur Durchführung einer AMP. Entscheidend ist es, sorgfältig alles zu vermeiden, was das Ergebnis der Prüfung in irgendeiner Weise verfälschen könnte. Dazu gehört auch eine geeignete Diät, „möglichst ohne Gewürz, von bloß nährender, einfacher Art, so daß die grünen Zugemüse, auch Wurzeln und alle Salate und Suppenkräuter (welche sämtlich immer einige störende Arzneikraft, auch bei aller Zubereitung behalten) vermieden werden" (§ 125).
In der 2. Anmerkung zu diesem Paragraphen heißt es: „Die Versuchsperson muß entweder an keinen Wein, Branntwein, Kaffee noch Tee gewöhnt sein, oder sich diese teils reizenden, teils arzneilich schädlichen Getränke schon längere Zeit vorher völlig abgewöhnt haben", damit während der Prüfung keine Entzugssymptome auftreten.
Darüber hinaus forderte HAHNEMANN eine möglichst geregelte Lebensweise: „Sie [die Versuchsperson] muß sich während des Versuchs vor Anstrengungen des Geistes und Körpers, vor allen Ausschweifungen und störenden Leidenschaften hüten; keine dringenden Geschäfte dürfen sie von der gehörigen Beobachtung abhalten" (§ 126).
Bei besonderen Ereignissen wie Schreck, großem Ärger etc. ist

die Prüfung abzubrechen. Die Alltagstätigkeit soll hingegen weitergeführt und dabei beobachtet werden, wie ein Arzneisymptom sich darin verhält. Durch Beschreiben des Einflusses von Bewegung, Körperhaltung, Temperatur oder durch Feststellen tageszeitlicher Veränderungen wird „das jedem Symptom Eigentümliche und Charakteristische offenbar" (§ 133). Vor dem Hintergrund seiner strengen Anforderungen bezüglich Diät und Lebensführung während einer AMP konnte HAHNEMANN folgern, daß sämtliche Veränderungen im Befinden einer Versuchsperson von der Arznei herrühren. Das gilt auch für frühere Beschwerden, die während einer AMP wieder erscheinen (vgl. § 138).
Daß es sich bei den in einer AMP auftretenden Symptomen tatsächlich um Wirkungen des zu prüfenden Stoffes und nicht etwa bloß um zufällige oder eingebildete Dinge handelt, zeigt zum Beispiel die interessante Gegenüberstellung[1]) von Quecksilber-Prüfungssymptomen mit den Symptomen der kindlichen Akrodynie (FEER'sche Krankheit), einer durch Quecksilberverbindungen ausgelösten Krankheit. Einiges daraus soll hier wiedergegeben werden:

Krankheitszeichen	*Prüfungssymptome*
weinerlich	Fast unwillkürliches Weinen mit Erleichterung
reizbar	Gemüt reizbar, zornig, unternehmend
Schlafumkehr	Viel Schlaf am Tage und die Nacht Schlaflosigkeit
feuchtkalte Akren	Gegen Morgen kaltschweißige Füße
lichtscheu	Die Augen können den Feuerschein und das Tageslicht nicht vertragen.
Empfindung von Nadelstichen	Einzelne spitzige Stiche, jeder fünf Minuten anhaltend, im Jochbeine (auch in der Brust, im Knie und im äußeren Ellbogenknochen).
Ausfall der Nägel	Abschilfern, Abblättern und Abstoßen der Fingernägel

[1]) I. Barthel-Seider, Richtlinien zur Arzneimittelprüfung, Deutsches Journal für Homöopathie 2, 2–5, 1983.

Haut-, Schleimhautnekrosen	Auf der inneren Fläche der Unterlippe, den Schneidezähnen gegenüber, schmerzhafte Geschwüre.

Die Beschreibung der Krankheitszeichen ist dem Buch von FEER[2]) entnommen, die Prüfungssymptome stammen aus HAHNEMANNS „Reiner Arzneimittellehre"; seine Versuche erfolgten mit schwarzem Quecksilberoxyd.

Natürlich werden nicht alle Prüfer in gleicher Weise auf die Arznei reagieren (vgl. §§ 116, 129). Einige Symptome werden gehäuft auftreten, viele aber auch nur einmal. Deshalb sind mehrere AMP's mit möglichst vielen Teilnehmern durchzuführen, ehe die Wirkungen einer Substanz auf den Menschen hinreichend bekannt sind. „Der Inbegriff aller Krankheitselemente, die eine Arznei zu erzeugen vermag, wird erst durch vielfache, an vielen dazu tauglichen, verschiedenartigen Körpern von Personen beiderlei Geschlechts angestellte Beobachtungen der Vollständigkeit nahe gebracht" (§ 135), denn „die ganze krankheitserregende Wirksamkeit der einzelnen Arzneien muß bekannt sein, [. . .] ehe man hoffen kann, für die meisten natürlichen Krankheiten treffend homöopathische Heilmittel unter ihnen finden und auswählen zu können" (§ 106).
KENT wies darauf hin, daß kein Medikament als ausgeprüft gelten kann, „solange wir nicht Symptome von allen Körperregionen und -organen besitzen" (Zur Theorie der Homöopathie, S. 30).
Gründlich geprüfte Mittel werden *Polychreste* genannt.
Die Gesamtheit der beobachteten Symptome wird als *Arzneimittelbild* der betreffenden Substanz bezeichnet.
Die *Materia medica* der Homöopathie ist das gesamte Wissen über die verwendeten Arzneien. HAHNEMANN hat einen beachtlichen Teil derselben selbst geprüft. Die Ergebnisse davon finden sich in seinen Werken *Reine Arzneimittellehre* und *Chronische Krankheiten.*
In den folgenden Jahrzehnten wurden in erster Linie in den Vereinigten Staaten, aber auch in verschiedenen Ländern Europas, zahlreiche neue Stoffe geprüft.

[2]) Feer E., Lehrbuch der Kinderheilkunde, hrsg. v. Joppisch, G. und Schulte, S. J., 24. Aufl., Stuttgart, Fischer 1980.

Wenn durch die Anwendung einer Arznei am Patienten ein aus den Prüfungen bekanntes Symptom geheilt wird, gilt dieses als bestätigt. Gelegentlich verschwindet unter der Behandlung darüber hinaus ein Symptom, das bis dahin von diesem Mittel nicht bekannt war. Man kann in einem solchen Fall annehmen, daß dieses Symptom auch zum Arzneimittelbild gehört, besonders wenn dies wiederholt beobachtet wurde. Durch die klinische Anwendung wird unser Wissen über die Heilmittel also einerseits bestätigt, andererseits aber auch ergänzt und verfeinert.

In den einzelnen *Arzneimittellehren* finden wir deshalb sowohl Symptome aus Arzneimittelprüfungen als auch solche, die sich aus der Praxis ergeben haben. Dabei gibt der Autor in erster Linie seine persönlichen Erfahrungen mit der Anwendung der potenzierten Substanzen weiter. Es versteht sich von selbst, daß jeder ein Mittel wieder von einer etwas anderen Seite kennenlernt, schon wegen des jeweils unterschiedlichen Patientenkollektivs. Aus diesem Grund ist es unabdingbar, mehrere Arzneimittellehren zu konsultieren, wenn man sich mit einem Arzneimittelbild vertraut machen will.

Durchwegs empfohlen wird die Arzneimittellehre von KENT. Der Anfänger zieht vielleicht eine kleinere vor, z. B. diejenige von ALLEN (Leitsymptome wichtiger Mittel der homöopathischen Materia medica) oder von NASH. Weiter seien die Arzneimittellehren von BOERICKE, LATHOUD und STAUFFER empfohlen. Am vollständigsten sind die „Guiding Symptoms" von HERING und die Enzyklopädie von ALLEN.

Neue Wege in der Darstellung eines Arzneimittelbildes geht der zeitgenössische griechische Homöopath Georgos VITHOULKAS. Geleitet von der Idee, daß jedes Arzneimittel eine „Essenz" hat, die sich wie ein roter Faden durch seine Symptomatologie zieht, unternimmt er den bestechenden Versuch, diese für die einzelnen Mittel herauszuarbeiten.[1]) Dadurch

[1]) VITHOULKAS' Arzneimittellehre ist noch in Vorbereitung; das von ihm Bekannte stammt von Aufzeichnungen aus seinen Vorlesungen und Seminarien. Vorläufig sind Beschreibungen von 53 Arzneimitteln in deutscher Übersetzung zu beziehen bei Sylvia FAUST, Hainchenweg 10, 5410 Höhr-Grenzhausen, BRD. Im vorliegenden Buch werden die „Essenzen" von Medorrhinum (VIII. Kapitel) und von Ignatia (X. Kapitel) vorgestellt.

entstehen, verglichen mit den bisherigen Arzneimittellehren, kohärentere Arzneibilder, die man sich besser einprägen kann. Man sollte sich dadurch aber nicht verleiten lassen, einem Patienten ein Mittel zu verschreiben, bloß weil man in ihm etwas von der Essenz jener Arznei wieder zu erkennen glaubt. Die Kenntnis von VITHOULKAS' Essenzen kann einen aber auf Spuren führen, die man dann durch objektive Symptome zu verifizieren sucht, denn durch solche muß eine treffende Arzneiwahl stets abgestützt sein.

Wie gesagt, man sollte jede Arznei in mehreren Arzneimittellehren studieren und man wird erstaunt sein, wie viele Facetten ein Mittel haben kann.

Da man ganz unmöglich alle Symptome aller bekannten Arzneien im Gedächtnis haben kann, sind die *Repertorien* entstanden. Es sind nach Symptomen geordnete Nachschlagewerke, in denen zu jedem Symptom diejenigen Mittel stehen, welche dieses in einer AMP hervorgebracht und/oder in der klinischen Anwendung geheilt haben.

Das mit Abstand gebräuchlichste, weil vollständigste, ist dasjenige von J. T. KENT. Es ist für jeden, der Klassische Homöopathie ausüben will, absolut unentbehrlich. Bis vor kurzem lagen drei inhaltlich gleiche Ausgaben davon vor: die englischsprachige Originalausgabe, die deutsche Übersetzung von ERBE und diejenige von KELLER und KÜNZLI.

Der in Indien verlegte englische „Kent" ist seines einfachen Aufbaues wegen sehr beliebt. Die Übersetzung von W. ERBE (Erstausgabe 1936) ist eine direkte Übertragung aus dem Englischen, d. h. der Aufbau ist derselbe. Nachteilig sind die zum Teil veralteten Ausdrücke und einige offensichtliche Fehler, bedingt durch die Mitarbeit nicht-ärztlicher Übersetzer. So wurde z. B. der englische Ausdruck „eruptions" (Hautausschläge) mit dem der medizinischen Terminologie fremden Wort „Ausbrüche" übersetzt. Aus diesen Gründen findet man viele Rubriken kaum oder gar nicht.

Das Büchlein von L. WECKER, Arzneifindung im Kent-Repertorium nach ERBE, Hippokrates-Verlag, bietet hier eine gute Hilfe an.

Die neuere deutsche Übersetzung von KELLER und KÜNZLI trug diesen Mängeln Rechnung und gliederte auch den Aufbau anders. Ein Beispiel: Beim Symptom „enge Kleidung um den

Bauch belästigt", weiß man beim „Erbe-Kent" vorerst nicht, ob man unter „Kleidung" oder allenfalls unter „eng" suchen muß (es steht unter BAUCH/Kleidung). Im „Keller-Künzli-Kent" fällt diese Schwierigkeit weg, dafür muß man sich überlegen, unter welchen Oberbegriff dieses Symptom gehört: Wenn ein Umstand das Befinden verschlechtert oder verbessert, wird dies in der Homöopathie als *Modalität* bezeichnet. Darum findet man das Symptom unter ABDOMEN/Modalitäten/Kleidung. Völlegefühl z. B. sucht man unter ABDOMEN/Empfindungen etc.

Ist man einmal mit dieser Einteilung vertraut, findet man die Rubriken sicherer als im „Erbe-Kent", weil man sich dort in viel höherem Maße überlegen muß, unter welcher Formulierung ein Symptom auch noch stehen könnte.

Im neu herausgekommenen *Repertorium Generale*[1]) besitzen wir erstmals eine – dringend nötig gewordene – inhaltliche Erweiterung des ursprünglichen „Kents". Dieser ist nämlich unvollständig, d. h. in vielen Rubriken fehlen einzelne Mittel, von denen bekannt ist, daß sie dieses Symptom auch hervorrufen und heilen können. Es ist das große Verdienst von J. Künzli, die diesbezüglichen Angaben von verschiedenen Autoren gesammelt und somit der homöopathischen Ärzteschaft besser zugänglich gemacht zu haben.

Im *Synthetischen Repertorium*[2]) sind noch mehr Nachträge aus anderen Repertorien sowie neuere Arbeiten integriert. Es beschränkt sich allerdings auf die Darstellung der Gemütssymptome, Allgemeinsymptome sowie auf Schlaf, Träume und Sexualität. Die Lokalsymptome der verschiedenen Körperregionen fehlen also. Darum kann das Synthetische Repertorium den „Kent" nur für die genannten Teilbereiche ersetzen.

Im folgenden soll eine kurze Einführung zum allgemeinen Aufbau des Kent-Repertoriums gegeben werden. Schlagen wir dazu unter AUGE die Rubrik *Schmerzen* auf: all die zahlreichen Mittel, die hier aufgeführt sind, können also Augenschmerzen hervorrufen bzw. heilen. Bei den normal gedruck-

[1]) J. Künzli, M. Barthel, Repertorium Generale (O.-Verlag).

[2]) H. Barthel, W. Klunker, Synthetisches Repertorium (Haug-Verlag).

ten Mitteln wurde dies in einzelnen Fällen beobachtet, bei den kursiv gedruckten ist es schon öfter vorgekommen. Die im Fettdruck stehenden Mittel haben sich bei diesem Symptom vielfach bewährt. Das Symptom „Augenschmerzen" allein läßt natürlich schon wegen der Größe dieser Rubrik keine Arzneimittelwahl zu. Die Augenschmerzen müssen deshalb näher charakterisiert werden. Dazu dienen die folgenden Rubriken. Zuerst stehen die *Seiten*, also Augenschmerzen links oder rechts. Dann folgen die *Tageszeiten*, also Augenschmerzen morgens, um 7 Uhr morgens, nachmittags etc. Als nächstes sind in alphabetischer Reihenfolge die *Modalitäten* aufgeführt, d. h. bei welcher Gelegenheit die Augenschmerzen auftreten (z. B. Augenschmerzen abwechselnd mit anderen Symptomen, Augenschmerzen durch angestrengtes Sehen, durch künstliches Licht etc.). Am Schluß der Modalitäten steht immer die *Erstreckung* des Symptoms, also Augenschmerzen, die sich bis zum Hinterkopf, bis zu den Schläfen etc. erstrekken. Dann folgen die *Unterregionen*, z. B. Schmerz in den inneren Augenwinkeln (Canthi) oder Schmerzen der Lider. Am Schluß kommen die Schmerz*qualitäten*, d. h. die Art des Schmerzes (andauernd, brennend, drückend etc.).
Die drückenden Augenschmerzen beispielsweise sind wieder in derselben Reihenfolge näher bezeichnet (Seite, Zeit, Modalitäten, Erstreckung, Unterregionen). Diese Reihenfolge gilt grundsätzlich für jedes Symptom. Es ist dabei zu beachten, daß nicht ganz alle Mittel der Unterrubriken auch in der großen Allgemeinrubrik stehen.
Natürlich gibt es nicht Rubriken für jedes denkbare Symptom. Klagt z. B. jemand über reißende Augenschmerzen beim Bükken, so suchen wir vergeblich danach. Hingegen steht bei Augenschmerzen allgemein die Modalität „beim Bücken", die wir in diesem Fall verwenden könnten, eventuell in Kombination mit der Rubrik „reißende Augenschmerzen".
Wenn bei einer Rubrik nur zwei oder drei Mittel im schwächsten Grad stehen, heißt das in der Regel, daß dieses Symptom noch zu wenig erforscht ist. Man tut in diesem Fall besser daran, die allgemeinere Rubrik zu berücksichtigen.
Berichtet jemand beispielsweise, Salziges löse bei ihm bitteren Mundgeschmack aus, müßten wir, da eine synonyme Rubrik fehlt, unter MODALITÄTEN (bzw. ALLGEMEINES)/Nah-

rungsmittel/Salz, nachsehen. Die Rubriken, welche hinten im Repertorium unter MODALITÄTEN[1]) bzw. ALLGEMEINES aufgeführt sind, bedeuten, soweit nichts anderes angegeben, immer eine Verschlechterung. Die Rubrik MODALITÄTEN/ Nahrungsmittel/Salz meint also eine Verschlechterung durch Salzgenuß.

Weitere Hinweise zum Gebrauch des Repertoriums finden sich in den Kapiteln V und VI.
Die gute Kenntnis der Theorie der Homöopathie, der Arzneimittellehre und des Repertoriums bilden die Grundlagen für eine seriöse Arbeit.

[1]) In der Ausgabe von ERBE sowie in der englischsprachigen Ausgabe gibt es nur das Kapitel ALLGEMEINES (GENERALITIES), worunter auch alle Modalitäten aufgeführt sind.

IV. Die Arzneimittel der Homöopathie

Als Ausgangsstoffe dienen in der Regel Pflanzen, chemische Elemente, einfache anorganische Verbindungen, tierische Exkrete oder ganze Tierchen (Apis, Coccus cacti u. a.).
Die verwendeten einheimischen Pflanzen werden heute zum Teil eigens dazu angebaut, zum Teil werden sie an ihrem natürlichen Standort gepflückt und sofort in Alkohol konserviert. Letzteres gilt auch für außereuropäische Pflanzen, die hier verarbeitet werden. Es ist wichtig, die Pflanze unter möglichst analogen Bedingungen (Jahreszeit, Standort etc.) zu pflücken wie die seinerzeit für Arzneiprüfungen verwendeten, um Gewähr zu haben, mit dem Gleichen zu arbeiten.
HAHNEMANN hat genaue Anweisungen zur Herstellung der Arzneien gegeben. Sie finden sich etwas verstreut in seinem Gesamtwerk. Zum großen Teil[1]) haben sie Aufnahme ins Homöopathische Arzneibuch (HAB) gefunden, welches seit 1978 die gesetzliche Grundlage für die Herstellung potenzierter Arzneimittel in der Bundesrepublik Deutschland bildet. Es unterscheidet verschiedene Herstellungsvorschriften, je nach Eigenschaften des zu potenzierenden Arzneistoffes.

IV. 1. Die Arzneiformen

Die Ausgangsstoffe können zu drei verschiedenen Arzneiformen verarbeitet werden:
- Dilutionen oder Tinkturen
- Triturationen (Verreibungen)
- Globuli (Streukügelchen)

Dilutionen
Dilutionen werden aus Pflanzenextrakten und anderen löslichen Stoffen hergestellt. Der frisch gepreßte Pflanzensaft wird

[1]) Der Apotheker R. SONNTAG hat in seinem neuen Buch auf einige Diskrepanzen zwischen den Anweisungen Hahnemanns und der heutigen Herstellungsweise hingewiesen (SONNTAG/LANG, Homöopathie in der Apotheke, O.-Verlag).

unverzüglich mit Alkohol konserviert (HAHNEMANN benützte statt dem heute üblichen synthetischen Äthanol stets Weingeist). Je nach Löslichkeitseigenschaften werden unterschiedliche Alkoholkonzentrationen verwendet. Dies ergibt die sogenannte *Urtinktur*[1]), die als Ausgangsstoff für die Potenzen dient.

Um zur *1. Dezimalpotenz (D1)* zu gelangen, wird der Urtinktur soviel Alkohol zugefügt, daß der Arzneistoff in einer 10%-igen Konzentration vorliegt; für die *1. Centesimalpotenz* (C1) muß die Konzentration 1%-ig sein. Die weiteren Potenzen entstehen durch Wiederholung immer desselben Vorgangs: 1 Teil der Vorpotenz wird mit 9 bzw. 99 Teilen Alkohol vermischt und durch 10 Schüttelschläge potenziert. Das Schütteln dient nicht bloß dem Vermischen, sondern ist, wie die Erfahrung zeigte, eine entscheidende Voraussetzung für die Wirksamkeit der Arznei (siehe IV. 2.). Das Prinzip des Schüttelschlages ist die rasche Beschleunigung und Abbremsung des Gemisches. Dazu nimmt man eine verschlossene Flasche in die Hand und schlägt sie ruckartig nach unten, mit Vorteil gegen eine Unterlage, z. B. ein dickes Buch, oder gegen die eigene Hand.

HAHNEMANN hatte für jeden Potenzierschritt ein neues Glas genommen *(Mehrglasmethode)*. KORSAKOW hat die *Einglasmethode* eingeführt. Dabei werden nach erfolgter Potenzierung 9/10 bzw. 99/100 der Arznei weggeschüttet und das Glas mit Alkohol wieder aufgefüllt, geschüttelt usw. Heute sind beide Methoden in Gebrauch. Will man angeben, nach welcher Methode ein Präparat hergestellt wurde, verwendet man ein *H* (= HAHNEMANN) für das Mehrglasverfahren oder ein *K* (= KORSAKOW) für die Einglasmethode. C30K bedeutet also eine 30. Potenz nach KORSAKOW. Oft wird bis zur 30. Potenz die Mehrglas-, dann die Einglasmethode angewandt.

Die Potenzzahl entspricht der Anzahl durchgeführter Verdünnungs- bzw. Potenzierschritte. Sie entspricht auch dem negativen Exponenten der Konzentration der Arzneisubstanz. Diese beträgt bei einer C3 beispielsweise – nachdem die Ausgangslö-

[1]) Bei bestimmten Mitteln entspricht die Urtinktur konzentrationsmäßig bereits der D1.

sung dreimal im Verhältnis 1:99[1]) verdünnt wurde – noch ein Millionstel[2]). Bei einer C30 dementsprechend ein Dezillionstel[3]), was längst jenseits der LOSCHMIDT'schen Zahl[4]) liegt, mit andern Worten, der Wirkstoff ist materiell nicht mehr im Mittel enthalten.

Triturationen

Unlösliche Stoffe werden mit Milchzucker verrieben. Die genaue Anleitung dazu steht in der 1. Anmerkung zu § 270 des Organons. Um eine D1 herzustellen, werden beispielsweise 2 Gramm Graphit mit 18 Gramm Milchzucker verrieben. Um eine bessere Durchmischung zu gewährleisten, teilt man diese 18 g in drei Teile. Man fügt also vorerst nur 6 g zu den 2 g Graphit in die Reibeschale, mischt zuerst ein wenig „und reibt etwa 6, 7 Minuten lang mit dem unten matt geriebenen, porcellanenen Pistill die Mischung ziemlich stark; darauf scharrt man vom Boden der Reibeschale und unten vom [...] Pistill die Masse wohl auf, um sie gleichartig zu machen, binnen etwa 3, 4 Minuten; sechs bis sieben Minuten lang fährt man dann wieder, ohne Zusatz, mit der Reibung in gleicher Stärke fort und scharrt während 3, 4 Minuten vom Boden des Mörsers und unten vom Pistill das Geriebene auf, worauf man das zweite Drittel des Milchzuckers hinzutut, [...]" (1. Anmerkung zu § 270).

Darauf wird wieder im selben Rhythmus während insgesamt 20 Minuten gerieben und gescharrt, bis schließlich das letzte Drittel hinzukommt. Die Herstellung der D1 benötigt also eine Stunde Arbeit. Von der D1-Trituration nimmt man 2 g und verreibt es in derselben Weise wieder mit 3 mal 6 g Milchzucker, bis die D2 vorliegt etc.

Eine Stunde Reiben und Scharren für einen Potenzschritt erscheint lang, doch zeigt folgender Versuch eindrücklich, daß

[1]) Der erste Verdünnungsschritt richtet sich nach dem Gehalt an Wirkstoff in der Urtinktur.

[2]) ($\frac{1}{100^3} = 100^{-3}$).

[3]) ($\frac{1}{100^{30}} = 100^{-30}$).

[4]) Diese besagt, daß ein Mol eines beliebigen Stoffes 6.02×10^{23} Teilchen enthält.

die Partikelgröße durch beliebig langes Reiben immer mehr verkleinert werden kann: nach einstündigem Verreiben mittels einer Verreibemaschine erscheint reines Graphitpulver in einem mittleren Grau. Nach hundertstündigem Verreiben ist es tiefschwarz!
Um beim Graphit zu bleiben: Graphites D4 hat als Trituration noch eine ganz feine, graue Farbe; erst die D6 ist ganz weiß. Triturationen sind meist zu Tabletten gepreßt im Handel, jedoch nur bis zur D6 bzw. C3. Von da an ist nämlich jeder Stoff ohne weiteres in Alkohol löslich, weshalb die höheren Potenzen als Dilutionen oder Globuli vorliegen.
Gegen Ende seines Lebens hat Hahnemann empfohlen, auch frische Pflanzen zu verreiben (§271 und Chronische Krankheiten Band 1, S. 182), was sich aber kaum durchgesetzt hat.

Globuli (Streukügelchen)
Die Herstellung der Globuli, auf die Hahnemann erst in seinen späteren Jahren gekommen ist, und die er dann vorzugsweise verwendete, beschreibt er in der 5. Anmerkung zu §270 und auf S. 187 des 1. Bandes der „Chronischen Krankheiten".
Globuli sind Zuckerkügelchen, die mit einer potenzierten Arznei befeuchtet werden. Eine Dilution, die mindestens 60% Alkohol[1]) enthalten muß, wird über eine hundertmal größere Menge Globuli gegeben. Dies ist kein Potenzierschritt, sondern nur eine Verkleinerung der Menge, indem man mit einem Tropfen Flüssigkeit nach Hahnemann etwa 500 Kügelchen befeuchten kann. Dies ist von Vorteil, denn Hahnemann beobachtete, daß ein Tropfen Arznei für Überempfindliche bereits zuviel sein kann.

IV. 2. Die Bedeutung der Potenzierung

Wie man mit der Loschmidt'schen Zahl leicht berechnen kann, befindet sich jenseits der D20 bis 22 bzw. C10 oder 11 (je nach Molekulargewicht des Arzneistoffes) höchstens noch ein Teilchen davon in einer Dilution. Analytisch-chemisch gese-

[1]) Bei höherem Wassergehalt werden die Globuli teilweise aufgelöst und kleben zusammen.

hen handelt es sich also um ein reines Alkohol-Wasser-Gemisch.[1])
Es ist daher nicht erstaunlich, daß viele Mediziner nicht verstehen können, daß so etwas eine spezifische Wirkung haben soll. Dies von vornherein auszuschließen, muß aber als unwissenschaftlich bezeichnet werden, denn es ist nicht zulässig, etwas abzulehnen, weil es gewohntem Denken widerspricht. Tatsache ist nämlich, daß gerade mit Hochpotenzen die eindrücklichsten Erfolge erzielt wurden und immer noch werden.
Wie läßt sich das erklären? Lesen wir dazu § 269 des Organons: „Die homöopathische Heilkunst entwickelt zu ihrem besonderen Behufe die innern, geistartigen Arzneikräfte der rohen Substanzen, mittels einer ihr eigentümlichen, bis zu meiner Zeit unversuchten Behandlung, zu einem früher unerhörten Grade, wodurch sie sämtlich erst recht sehr, ja unermeßlich – ‚durchdringend' wirksam und hilfreich werden, *selbst diejenigen unter ihnen, welche im rohen Zustande nicht die geringste Arzneikraft im menschlichen Körper äußern.*[2]) Diese merkwürdige Veränderung in den Eigenschaften der Naturkörper durch mechanische Einwirkung auf ihre kleinsten Teile, durch Reiben und Schütteln *(während sie mittels Zwischentritts einer indifferenten Substanz, trockener oder flüssiger Art, von einander getrennt sind)* entwickelt die latenten, vorher unmerklich, wie schlafend in ihnen verborgen gewesenen, *dynamischen* Kräfte, welche vorzugsweise auf das Lebensprinzip, auf das Befinden des tierischen Leibes Einfluß haben. Man nennt daher diese Bearbeitung derselben *Dynamisieren, Potenzieren,* (Arzneikraft-Entwicklung) und die Produkte davon Dynamisationen oder Potenzen in verschiedenen Graden."
Durch das regelmäßige Schütteln bzw. Reiben also wird die Arznei befähigt, auf die Lebenskraft einzuwirken (vgl. II. 1.). Wie HAHNEMANN darauf gekommen ist, geht aus seinen

[1]) Bei den KORSAKOW-Potenzen lassen sich – bedingt durch die Wandadhäsion der Teilchen – noch bis in weit höhere Potenzen Moleküle des Arzneistoffs nachweisen.

[2]) Z. B. Kochsalz, in der Homöopathie als *Natrium muriaticum* bekannt.

Schriften nicht hervor. Freilich ergab sich durch seine Forderung, die Arzneien zuerst am Gesunden auf ihre reine Wirkung hin zu erforschen, die Notwendigkeit, diese zum Teil stark toxischen Substanzen massiv zu verdünnen. – Ein schrittweises Vorgehen im Verhältnis 1:99 bot sich seiner Einfachheit und der guten Reproduzierbarkeit wegen unmittelbar an. Daß zwischendurch gut geschüttelt bzw. gerieben werden mußte, um eine gute Durchmischung zu gewährleisten, liegt ebenfalls auf der Hand. Daß aber gerade diese fast selbstverständlichen Verfahren eine ganz neue Dimension in die Arzneiwirkung bringen sollten, erkannte HAHNEMANN erst im Laufe der Jahre.

Im Band VI der „Reinen Arzneimittellehre" schreibt er auf Seite IX: „Arzneistoffe sind nicht tote Substanzen in gewöhnlichem Sinne, vielmehr ist ihr wahres Wesen bloß dynamisch-geistig – ist lautere Kraft, die durch jenen so merkwürdigen Prozeß des *Reibens* (und *Schüttelns*) nach homöopathischer Art bis an die Grenzen der Unendlichkeit potenziert werden kann.

Dies ist so wahr, daß man Schranken darin halten muß, um nicht durch solches Reiben die Kräfte der Arzneien für die Kranken allzu sehr zu erhöhen. Ein Tropfen von Drosera in dreißigster Verdünnung mit 20 Armschlägen bei jeder Verdünnung geschüttelt, bringt zur Gabe einem am Keuchhusten kranken Kinde gereicht, dasselbe in Lebensgefahr, während, wenn die Verdünnungsgläser nur zweimal[1]) geschüttelt werden, ein Mohnsamen großes Streukügelchen mit der letzten Verdünnung befeuchtet, dasselbe leicht heilt."

Ansätze zu einer wissenschaftlichen Erklärung für die Wirkung der Hochpotenzen, ausgehend von den Ergebnissen der modernen Quantenphysik, wurden erst in allerneuster Zeit durch den Internisten Gerhard RESCH in Zusammenarbeit mit dem Chemiker Viktor GUTMANN gefunden (Resch/Gutmann, Wissenschaftliche Grundlagen der Homöopathie, O.-Verlag). Der Arzneistoff scheint bei der Potenzierung seine spezifischen Eigenschaften auf das Lösungsmittel zu übertragen,

[1]) HAHNEMANN hat die anfänglich empfohlenen 10 Schüttelschläge aus diesem Grund später auf 2 reduziert. Erst als er die Globuli einführte, ging er wieder auf 10 zurück.

indem dessen räumliche Molekularstruktur leicht verändert wird.

Nachdem HAHNEMANN anfänglich mit niedrigen Potenzen arbeitete, benutzte er später vorwiegend die C30. Erst in der letzten Auflage des Organons führte er die *Q*-Potenzen ein, von denen gleich noch die Rede sein wird. *D*-Potenzen kamen erst später dazu und sind außerhalb des deutschsprachigen Raumes kaum gebräuchlich.
In den Vereinigten Staaten wurden nach HAHNEMANN vor allem durch KENT und seine Schule wesentlich höhere Potenzen (bis zur millionsten Potenz!) eingeführt, die aus der heutigen Praxis nicht mehr wegzudenken sind.

IV. 3. Q-Potenzen

In seiner Pariser Zeit arbeitete HAHNEMANN fast ausschließlich mit einer neuen Potenzgruppe, den Q- oder LM-Potenzen. Q steht für Quinquagintamille, also 50 000 (LM will mit L = 50 und M = 1000 dasselbe ausdrücken, bedeutet genau gelesen aber 950).
Fünfzigtausend deshalb, weil diese Potenzen nicht im Verhältnis 1:9 oder 1:99, sondern in einem solchen von (ungefähr) 1:50 000 verdünnt werden. Das genaue Herstellungsverfahren ist im § 270 des Organons beschrieben.
Ausgangsmaterial für jede Q-Potenz ist die *C3* als Trituration. Ein Gran (60 mg) davon wird in 500 Tropfen Alkohol aufgelöst. Davon wird 1 Tropfen mit 100 Tropfen Alkohol versetzt; durch 100 Schüttelschläge erhält man die 1. Q-Potenz (QI). Damit werden Globuli imprägniert. Mit 1 Tropfen könne man mindestens 500 solcher Kügelchen befeuchten, schreibt HAHNEMANN in der 6. Anmerkung zu § 270. Ein Globulus der QI, der also gewissermaßen 1/500 Tropfen Arznei trägt, wird in einem Tropfen Wasser aufgelöst und dann mit 100 Tropfen Alkohol vermischt. Nach 100 Schüttelschlägen erhält man die QII, mit der wiederum Globuli befeuchtet werden, und so fort. HAHNEMANN führte dies bis zur QXXX durch.
Dank dem höheren Verdünnungsverhältnis könnten die Kräfte der Arzneisubstanz in viel höherem Maße geweckt

werden als dies bei C-Potenzen möglich ist. HAHNEMANN preist die Q-Potenzen als die kräftigst wirkenden und zugleich mildesten Arzneien (6. Anmerkung zu § 270). Seit EINSTEIN wissen wir, daß Materie nichts anderes als Energie ist. HAHNEMANN scheint dies geahnt zu haben; so schrieb er in der 7. Anmerkung zu § 270:
„Ungemein wahrscheinlich wird es hiedurch, daß die Materie mittels solcher Dynamisation [gemeint sind die 50 000er Verdünnungsschritte] sich zuletzt gänzlich in ihr individuelles, geistartiges Wesen auflöse und daher in ihrem rohen Zustande eigentlich nur als aus diesem unentwickelten, geistartigen Wesen bestehend betrachtet werden könne."
Verdünnungsmäßig sind Q-Potenzen nicht besonders hohe Potenzen: die Q VI entspricht so gesehen etwa einer C 12, die Q XXX einer C 73. Solche Vergleiche sind für deren dynamische Eigenschaften jedoch unerheblich.

IV. 4. Der Umgang mit potenzierten Arzneien und die Rezeptierung

KÜNZLI empfiehlt, die potenzierten Arzneien wie „etwas Steriles" zu behandeln. Bei geeignetem Aufbewahren sind sie praktisch unbegrenzt haltbar.[1]) Anmerkung zu § 272: „Diese Streukügelchen behalten ihre Arzneikraft *viele* Jahre lang, wenn sie gegen Sonnenlicht und Hitze verwahrt bleiben."
Daneben kann *Kampfer* sie durch seine starke Geruchsausstrahlung unwirksam machen. Man darf deshalb nie kampferhaltige Medikamente zusammen mit potenzierten Arzneien aufbewahren; die Strahlung wird vom Glas nicht genügend abgehalten.
Röntgenstrahlen (z. B. bei Gepäckkontrollen in Flughäfen) scheinen der Reiseapotheke nichts anzuhaben; dagegen sind Fälle bekannt, wo Röntgenaufnahmen von Personen eine günstige Mittelwirkung unterbrochen haben. Über Antidote potenzierter Arzneien siehe VII. Kapitel.

[1]) Die Urtinkturen sollten jedes Jahr erneuert werden.

Beim *Rezeptieren* ist zu beachten, daß Metalle, Salze und andere unlösliche Stoffe erst ab D8 als Dilution (und damit auch als Globuli) vorliegen. Demgegenüber ist Phosphor nur als Dilution bzw. Globuli erhältlich. Bei einigen pflanzlichen Mitteln gibt es bei sehr tiefen Potenzen keine Globuli, da der Alkoholgehalt der Dilution aus Löslichkeitsgründen unter 60% liegt.

Handelsübliche Potenzen sind:
Urtinktur (ø), über C oder D1 bis C oder D6, C und D8, 12, 15, 30, C200, 500 und 1000 (= M).
LM VI (= Q VI), LM (Q) XII, XVIII, XXIV, XXX.
Höchste C-Potenzen können bis jetzt nur von wenigen Laboratorien bezogen werden. Gebräuchlich sind vor allem die C 10 000 (XM), die C 100 000 (CM) und ev. die C 1 000 000 (MM).
Wenn man als Arzt dem Patienten sein homöopathisches Mittel nicht selber abgeben will oder darf, ist folgendes zu beachten:
Der Patient sollte von der Apotheke nie ein ganzes Fläschchen einer Hochpotenz erhalten, denn dies könnte ihn dazu verleiten, die Dosis eigenmächtig zu wiederholen, was sich katastrophal auswirken kann (siehe später).
Problematisch ist das Beziehen von potenzierten Arzneien über Apotheken, deren Personal nicht mit den Grundsätzen der Homöopathie vertraut ist. So kann es beispielsweise vorkommen, daß die Verordnung „Cina" als Schreibfehler interpretiert und das bekanntere *China* gegeben wird, oder daß eine C200 „rasch" selbst zubereitet wird, wenn sie gerade nicht vorrätig ist etc.

V. Die Fallaufnahme

§ 71 I: „Wie erforscht der Arzt, was er zum Heilbehufe von der Krankheit zu wissen nötig hat?"

In der Schulmedizin ist das Ziel der Fallaufnahme, eine *Krankheitsdiagnose* zu stellen, denn nach ihr richtet sich die Behandlung. Auch der homöopathische Arzt will und muß zu einer Krankheitsdiagnose gelangen, sein eigentliches Ziel ist es aber, eine *Arzneimitteldiagnose* zu finden. In ihr, das heißt im Arzneimittel, das dem Krankheitsfall ähnlich ist, vereinigen sich Diagnose und Therapie. Die Krankheitsdiagnose trägt meist wenig oder nichts zur Wahl des homöopathischen Mittels bei; ihre Bedeutung liegt vor allem in der Prognose für den Patienten (vgl. V.4).

Wie gelangt man nun zur Arzneimitteldiagnose?
Zur Beantwortung dieser Frage muß zwischen akuten und chronischen Fällen unterschieden werden.
Bei *akuten* Krankheiten ergibt sich die Arzneimittelwahl unmittelbar aus den aktuellen Symptomen (vgl. V.5. und VI., Fall 6).
Bei *chronischen* Leiden hingegen genügt es nicht, nur die gerade im Vordergrund stehenden Symptome zu beachten. Nicht selten sind sogar die Beschwerden, deretwegen der Patient uns aufsucht, für die Mittelwahl recht nebensächlich. Sie sind nur momentaner Ausdruck einer tieferliegenden Krankheit (vgl. VIII. Kapitel) und repräsentieren lediglich eine Facette derselben. Eine nur nach diesen Symptomen ausgewählte Arznei kann zwar die Beschwerden unter Umständen auch zum Verschwinden bringen, heilt die sie hervorbringende und unterhaltende Ursache aber genau so wenig wie ein allopathisches Medikament. Hier wie dort kehren die Beschwerden bei der nächsten Veranlassung wieder zurück, oder der Patient wird von einer „anderen" Erkrankung befallen und es ist langfristig nichts gewonnen.
Um die Krankheit zu *heilen* – soweit das überhaupt möglich ist – müssen wir die *volle Individualität* des Patienten erfassen und ein dieser entsprechendes Mittel auswählen.
Die so gefundene Arznei wird als *Konstitutionsmittel* bezeich-

net. Nach KÜNZLI ändert sich dieses im Laufe des Lebens nur in Ausnahmefällen.
Unter den häufig vorkommenden Konstitutionsmitteln stehen *Lycopodium, Sepia* und *Natrium muriaticum* wohl an der Spitze. Grundsätzlich kann aber jedes tief wirkende, d. h. antipsorische Mittel (vgl. VIII. Kapitel) als Konstitutionsmittel eines Menschen in Frage kommen.
Die schulmedizinische Anamnese ist in der weit umfangreicheren Anamnese der Homöopathie enthalten. Für die Arzneimitteldiagnose sind aber oft Einzelheiten entscheidend, die für den Schulmediziner völlig irrelevant sind.
Dazu ein Beispiel aus der Praxis von FWPH SOHN:
Ein 82jähriger Mann kommt von einer Kreuzfahrt durch die Karibik mit einer, wie er sagt, „mächtigen Bronchitis" zurück. Seit drei Nächten huste er sich „die Seele aus dem Leib". Auswurf habe er auch. Da sei „die verdammte Sonne" schuld, die er nicht vertrage. Vor 10 Jahren habe er in Brasilien dasselbe gehabt; dort sei es auch die Sonne gewesen, aber die Ärzte hätten ihm das nicht glauben wollen, und viele Wochen habe er sich mit einer schweren Bronchitis herumgequält. Im Liegen sei alles schlimmer. Kein Fieber, kein Schnupfen, keine Halsschmerzen, keine Heiserkeit. Ein bißchen Kopfschmerzen. Er habe ein Bedürfnis nach frischer Luft.
Die Auskultation der Lungen ergibt starke trockene Rasselgeräusche über allen Feldern.
Auf eine Gabe *Antimonium tartaricum* beruhigte sich der Husten und verschwand nach etwa einer Woche.
Es erstaunt nicht, daß die Ärzte damals seine Behauptung, das komme von der Sonne, nicht ernst nahmen. Was sollten sie damit schon anfangen? Für den homöopathischen Arzt hingegen war dies das wichtigste Symptom, ohne welches er das heilende Mittel nicht auf Anhieb hätte finden können.

Im folgenden soll der Ablauf einer homöopathischen Erstkonsultation skizziert und die Aufmerksamkeit auf einige für die Mittelwahl wertvolle Einzelheiten gelenkt werden. Ein einzelnes Symptom oder Zeichen[1]) kann aber immer nur ein Hinweis

[1]) Die Homöopathie unterscheidet *Symptome* und *Zeichen:* Zeichen sind das, was man am Kranken sieht, Symptome das, was man hört, d. h. was der Patient berichtet.

auf ein Mittel sein, denn stets muß die *Gesamtheit der Symptome* berücksichtigt werden (vgl. Organon § 7).
Die angegebenen Rubriken des Kent-Repertoriums sind größtenteils solche, auf die Künzli speziell aufmerksam gemacht hat, da sie sich in seiner langjährigen Erfahrung bewährt haben. Die Nachträge zu einzelnen Rubriken stammen – soweit nichts anderes angegeben – ebenfalls von ihm oder sind dem Synthetischen Repertorium (Syn.Rep.) entnommen. Die Angabe, wie die Rubrik zu finden ist, bezieht sich auf die deutsche Übersetzung von Keller und Künzli, der in Klammern dahinter stehende Ausdruck auf jene von Erbe. Über letzteren kann die Rubrik durch direkte Rückübersetzung auch in der englischen Originalausgabe gefunden werden.

V. 1. Das Beobachten des Patienten

Gleich zu Beginn der Konsultation können uns beispielsweise folgende Merkmale des Patienten auffallen:

- die Körpergröße: im „Kent" unter ALLGEMEINES/Zwergwuchs (Zwergform)
- der Körperbau:
  - Fettleibigkeit: ALLGEMEINES/Fettleibigkeit.
    Im Syn.Rep. finden sich genauere Bezeichnungen wie Fettleibigkeit bei Kindern mit Calcarea als Hauptmittel oder Fettleibigkeit im Klimakterium.
  - Magerkeit: ALLGEMEINES/Magere Leute
    Nicht selten begegnet man Leuten mit *schlankem Hals und Oberkörper bei adipösen Hüften und Oberschenkeln,* was auf die zwei großen Konstitutionsmittel Lycopodium und Natrium muriaticum hindeutet: ALLGEMEINES/Abmagerung/ von oben nach unten (engl. emaciation), oder RÜCKEN/Abmagerung/Cervikalregion.
  - Dünne Arme und Beine bei festem Körperbau deuten ebenfalls auf Lycopodium.
- die Kleidung: Bei übertrieben korrekter und sauberer Kleidung paßt eventuell die Rubrik „peinlich in Kleinigkeiten" (unter GEMÜT) (engl. conscientious about trifles). Im Syn.-Rep. gibt es die Rubrik „Geschmacklosigkeit in ihrer Kleidung".

- die Körperhaltung: RÜCKEN/Rückgratverkrümmung (Krümmung; engl. curvature)
- die Gangart: EXTREMITÄTEN/Lähmung (Gang; engl. walking). Im Syn.Rep. findet man Genu valgum bzw. varum.

Wir betrachten das Gesicht des Patienten:
- Hautfarbe: GESICHT/Farbe (Verfärbung; engl. discoloration).
- ob er schwitzt, und allenfalls *wo*. Beispielsweise nur auf der Nase: NASE/äußere Nase/Schweiß (NASE/Schwitzen).
- fettige Gesichtshaut: GESICHT/Haut/fettig (GESICHT/fettig). (Diese Rubrik ist im Repertorium Generale um zahlreiche Mittel erweitert).
- Haare:
- Farbe: Für *Rothaarige* passen oft die Mittel Calcarea phosphorica, Lachesis, Sepia, Sulfur, Phosphorus und evtl. Pulsatilla. (Bei Phosphor sind die Haare oft auch strohblond mit rötlichem Schimmer).

  Vorzeitiges Ergrauen der Haare ist ein besonders wertvolles Zeichen. Wenn es ausgeprägt ist, kann man davon ausgehen, daß das Konstitutionsmittel des Betreffenden in der Rubrik KOPF/Haar/wird grau, stehen muß. Das Hauptmittel ist Lycopodium; Sulfur und Sepia können nachgetragen werden.
- Haarausfall, z. B. nur stellenweise: KOPF/Haar/kahl/stellenweise (engl. baldness).
- Gesichtsfalten: GESICHT/Ausdruck/faltig (GESICHT/Krausziehen; engl. wrinkled). Eine tiefe, senkrechte Falte auf der Nasenwurzel zwischen den Augen deutet auf Lycopodium, Nux vomica oder Sepia.
- Braune Flecken auf der Stirn: GESICHT/Farbe (Verfärbung)/braun/Stirn/Flecke.
- Brillenträger: SEHEN/Sehfehler (SEHEN/Kurz- bzw. Übersichtigkeit).

Die Augenpartie kann zahlreiche auffallende Zeichen aufweisen:
- Strabismus: AUGE/Strabismus.
- Augenfarbe: *Blaue Augen mit dunklen Haaren* weisen auf Lycopodium, Sepia und Natrium muriaticum hin. Blaue Augen (tiefblau) mit blonden Haaren: häufig Lycopodium.
- Ausfallen der Augenbrauen: AUGEN/Lider/Brauen (AU-

GEN/Augenbrauen; engl. EYE/hair). Ein Hinweis auf Kalium carbonicum.

- Hautausschläge an Augenbrauen und Lidern.
- Warzen an den Augenlidern: AUGEN/Lider/Warzen (AUGEN/Feigwarzen/Lider).
- Xanthelasmen (nicht im „Kent") passen oft zu Lycopodium, Sepia und Conium.
- Gerstenkörner[1]) (Hordeolum): AUGEN/Lider/Gerstenkörner (AUGEN/Gerstenkörner; engl. styes). Beachten Sie die Unterrubriken betreffend Lokalisation.
- kleine Risse in den Augenwinkeln: AUGEN/Lider/Risse/Canthi (AUGEN/Einrisse/im Lid, engl. cracks).
- Ptose: AUGEN/Lähmung/Herunterhängen der Lider (AUGEN/Paralyse der Lider).
- Arcus senilis: AUGEN/Hornhaut/Trübung (AUGEN/Trübung; engl. opacity). Besonders bei noch nicht sehr alten Leuten ein wertvolles Zeichen. *Lycopodium* kann nachgetragen werden.
- Entropium: AUGEN/Lider/Entropium (AUGEN/Einkrempeln; engl. inversion).
- Ektropium: AUGEN/Lider/Ektropium (AUGEN/Umstülpung; engl. eversion).
- Pterygium: AUGEN/Bindehaut/Pterygium (AUGEN/Flügelfell).
- Pupillen (Größe, Form)
- glänzende Augen.

Beispiele von Beobachtungen aus der Mundpartie:

- Mund offen: MUND/Modalitäten/offen (MUND/offen).
- Lippen:
- Farbe: GESICHT/Farbe (Verfärbung)/bläulich/Lippen.
- Risse: GESICHT/Lippen/Risse (GESICHT/Einrisse/Lippen; engl. cracked lips).
  Besonders hingewiesen sei auf die kleinen Unterrubriken ... *Oberlippe/Mitte der* (Hepar sulfuris, Natrium muriaticum) oder ... *Unterlippe/Mitte der,* wo Natrium muriaticum das Hauptmittel ist.
- Herpes labialis: GESICHT/Hautausschläge/Herpes (GESICHT/Ausbrüche/Herpes). Hier wiederum einige beson-

[1]) Für Hagelkörner (Chalazion) siehe unter Tumoren.

ders wertvolle Unterrubriken wie ... *an den Mundwinkeln,* oder gar ... *unter den Mundwinkeln,* wo nur die beiden Mittel Calcarea fluorica und Natrium muriaticum stehen.

Wenn wir solche Feinheiten wahrnehmen, kann dies uns in der Mittelwahl rasch vorwärtsbringen.

Beim *Gespräch* achten wir auf die Stimme des Patienten und die Art, wie er spricht: langsam, schnell, laut, leise, mit zitternder Stimme, oder stottert er? Wechselt er ständig das Thema, ist er logorrhoisch? Im Repertorium finden sich diese Eigenschaften bei GEMÜT/Sprache oder Antworten, ferner bei MUND/Sprache sowie bei KEHLKOPF, TRACHEA/Stimme. Logorrhoe wird mit „Geschwätzigkeit" übersetzt. Redefehler stehen unter GEMÜT/Fehler.

Von Interesse für die Mittelwahl sind auch die begleitenden Affekte: unter *Lachen* oder *Weinen* finden wir einiges im Repertorium (zusätzliche Informationen im Syn.Rep.), z. B. das nicht seltene Zeichen „Lachen, wenn er angesehen wird", ferner, „Weinen, wenn angesehen", „Weinen, wenn angeredet", „Weinen bei Ermahnungen"; dann die Rubrik *Weinen, wenn sie von ihrer Krankheit erzählt,* die Künzli auswendig zu lernen empfiehlt: Kalium carbonicum, Medorrhinum, Pulsatilla, Sepia und evtl. auch Natrium muriaticum gehören dazu.

V. 2. Die Anamnese

Der Spontanbericht

Der Patient wird zunächst aufgefordert, über den Grund oder die Gründe seiner Konsultation zu berichten.

Organon, § 84: „Er [der Arzt] schreibt alles genau mit den nämlichen Ausdrücken auf, deren sich der Kranke und die Angehörigen bedienen. Wo möglich läßt er sie stillschweigend ausreden, und wenn sie nicht auf Nebendinge abschweifen, ohne Unterbrechung[1]). Bloß langsam zu sprechen ermahne sie

[1]) „Jede Unterbrechung stört die Gedankenreihe der Erzählenden und es fällt ihnen hinterher nicht alles genau so wieder ein, wie sie es anfangs sagen wollten."

der Arzt gleich anfangs, damit er dem Sprechenden im Nachschreiben des Nötigen folgen könne."
Um nachher möglichst übereinstimmende Repertoriumsrubriken zu finden, müssen wir die Symptome *genau so festhalten, wie der Patient sie schildert,* nicht unsere Interpretation davon. Das Repertorium ist ganz bewußt eher in der Sprache des Patienten gehalten, weniger in medizinischer Fachterminologie.

Ergänzende Fragen
Erst wenn dem Patienten nichts mehr einfällt, schließt man gewöhnlich ergänzende Fragen an. Diese dienen einerseits der genaueren Klärung der spontan geschilderten Beschwerden, andererseits dem Erheben weiterer Symptome.
Man wird sich also, wo dies noch nicht deutlich genug zum Ausdruck gekommen ist, nach dem genauen *Wo, Wie, Wann* und *Wodurch* der Hauptbeschwerde erkundigen (§ 86). Geht die Krankheit auf ein bestimmtes Ereignis zurück, das der Patient als *auslösende Ursache* ansieht? Man ist sich von der Universitätsausbildung her gewohnt, dies als „Kausalitätsbedürfnis" des Patienten abzutun. Der Homöopath muß solche Aussagen jedoch vorurteilslos zur Kenntnis nehmen und sich überlegen, ob sie für die Similefindung wesentlich sein könnten (vgl. VI. Kapitel).
Welche Umstände (Körperhaltungen, Tätigkeiten, Witterungseinflüsse etc.) verbessern oder verschlimmern die Beschwerden? (= *Modalitäten*).
Sekrete (Nasensekret, Fluor vaginalis, Diarrhoe etc.) können wichtige Hinweise auf das zu wählende Mittel geben. Abnorme Körperabsonderungen sind deshalb stets genau zu charakterisieren bezüglich Farbe, Geruch, (evtl. Geschmack), Beschaffenheit, Temperatur, Verhalten zur Haut (z. B. wundmachend oder juckend) und bezüglich der Zeit des Auftretens.
Stellt eine Patientin mit Metrorrhagie beispielsweise fest, daß das Blut auffallend heiß ist, so wird der Gynäkologe dies kaum zur Kenntnis nehmen, weil er damit nichts anfangen kann. Die Patienten sind von den Ärzten dahingehend beeinflußt, daß viele von ihnen, vor allem die Gebildeteren, solche subjektiven und etwas seltsam anmutenden Empfindungen gar nicht erwähnen. In der Homöopathie müssen sowohl Arzt als auch

Patient gründlich umdenken und gerade solchen Symptomen größte Aufmerksamkeit schenken. Schlagen wir nämlich das Repertorium unter WEIBLICHES GENITALE/Metrorrhagie/heiß auf, so finden wir eine nur fünf Mittel umfassende Rubrik mit Belladonna als einzigem im 3. Grad. Einen besseren Hinweis auf das Simile können wir uns nicht wünschen.

Klagt ein Patient über Durchfall, den er seit einem Fest hat, wo viel Kuchen gegessen wurde, und erfahren wir durch Nachfragen, daß der Stuhl jedesmal von anderem Aussehen und Beschaffenheit ist und den After wund macht, dürfen wir nicht zögern, *Pulsatilla*[1]) zu geben: REKTUM/Diarrhoe/Gebäck (Backwaren), STUHL/wechselnd und STUHL/scharf.

§ 87: „Und so läßt sich der Arzt die nähere Bestimmung von jeder einzelnen Angabe noch dazu sagen, ohne jedoch jemals dem Kranken bei der Frage schon die Antwort zugleich mit in den Mund zu legen, oder so, daß der Kranke dann bloß mit ja oder nein darauf zu antworten hätte; sonst wird dieser verleitet, etwas Unwahres, Halbwahres oder wirklich Vorhandenes aus Bequemlichkeit oder [um] dem Fragenden zu gefallen zu bejahen oder zu verneinen, wodurch ein falsches Bild der Krankheit und eine unpassende Kurart entstehen muß."

Man muß sich also stets vor *Suggestivfragen* hüten, besonders wenn man schon ein Mittel „im Auge" hat.

Liegt nun ein genügend klares Bild des Hauptleidens vor, so erkundigt man sich nach allfälligen weiteren Beschwerden. Schließlich kann man die einzelnen Organe oder Körperregionen der Reihe nach aufführen, ohne aber direkt nach bestimmten Symptomen und Krankheiten zu fragen. Eine Frage könnte beispielsweise lauten: „Wie steht es mit Beschwerden von seiten der Augen?", nicht aber: „Haben Sie rote Augen am

[1]) Pulsatilla ist zwar aus den Arzneimittellehren bekannt dafür, daß alle seine Ausscheidungen mild, also das Gegenteil von wundmachend sind. Es ist jedoch nicht selten so, daß ein Mittel, das sehr bekannt ist für eine bestimmte Eigenschaft, die entgegengesetzte Qualität auch in seinem Arzneimittelbild hat, wenn auch weniger deutlich ausgeprägt. Man soll daher diese in den Arzneimittellehren aus didaktischen Gründen zuweilen sehr ausschließlich formulierten Eigenschaften nicht zu absolut verstehen (vgl. aber S. 109). Der ständig wechselnde Charakter der Beschwerde ist freilich sehr typisch für Pulsatilla, ganz zu schweigen vom Gebäck, das nicht vertragen wird.

Morgen?", wenn man an Sulfur denkt. Durch eine Bejahung von solchen direkten Fragen könnte man sich in seinem möglicherweise falschen Verdacht bestätigt sehen und dabei wichtigere Symptome aus den Augen verlieren.
Für die der Befragung folgende Auswertung der Angaben sind – abgesehen von der Hierarchisierung der Symptome (vgl. VI. Kapitel) – besonders die *spontan, klar* und *mit affektiver Beteiligung* geschilderten Symptome wesentlich. Es empfiehlt sich daher, diese durch Unterstreichen zu kennzeichnen.

Die Abklärung der Vorbehandlung

§91: „Die Zufälle und das Befinden des Kranken während eines etwa vorgängigen Arzneigebrauchs geben nicht das reine Bild der Krankheit; diejenigen Symptome und Beschwerden hingegen, welche er *vor dem Gebrauche der Arznei oder nach ihrer mehrtägigen Aussetzung* litt, geben den echten Grundbegriff von der *ursprünglichen* Gestalt der Krankheit, und vorzüglich diese muß der Arzt sich aufzeichnen."
Dies ist heute aktueller denn je, ist es doch häufig so, daß die Patienten schon einen oder mehrere Allopathen und/oder einen Heilpraktiker konsultiert haben, ehe sie zum homöopathischen Arzt kommen. So sind es oft Nebenwirkungen allopathischer Medikamente oder falsch eingesetzte homöopathische Mittel, die das ursprüngliche Krankheitsbild verschleiern.
Man hört oft sagen, wenn die Homöopathie schon nichts nütze, so könne man damit wenigstens nicht schaden – leider ein verhängnisvoller Irrtum. Eine längere Vorbehandlung mit potenzierten Arzneien kann die Fallaufnahme ganz wesentlich erschweren. Besonders ungünstig ist es, wenn in kurzen Abständen viele verschiedene Mittel in höheren Potenzen gegeben wurden. Das Symptomenbild ist dann völlig verwischt und die Patienten reagieren kaum mehr auf einen dynamischen Reiz. Im schlimmsten Fall muß man sie ein Jahr lang warten lassen, ehe überhaupt eine Behandlung begonnen werden kann.
Wir müssen also für das ursprüngliche Krankheitsbild verordnen, nicht für ein durch Vorbehandlung modifiziertes. Nur wenn ein Medikament aus einem zwingenden Grund nicht abgesetzt werden kann, ist dies zulässig.

Frühere Krankheiten
Als nächstes kommt, wie in der Schulmedizin, die persönliche Anamnese. Hier wollen wir unser Augenmerk auf einige für die Homöopathie besonders bedeutsame Daten richten.

- Steinleiden: Gibt der Patient an, Nieren- oder Gallensteinträger zu sein, bzw. früher gewesen zu sein, so können wir davon ausgehen, daß sein Konstitutionsmittel in der entsprechenden Rubrik stehen muß: URIN/Sediment/Nierensteine (engl. renal calculi) bzw. BAUCHSCHMERZEN/Orte/Leber/Gallenkolik (BAUCH/Schmerz/Leber/Kolik, Gallensteine). Bei Nierensteinen in der Anamnese braucht der Patient mit großer Wahrscheinlichkeit *Lycopodium.*
- rezidivierende Cystitis, also eine Veranlagung dazu. Dafür gibt es keine Rubrik; nach KÜNZLI kommen die Mittel Cantharis, Lycopodium, Natrium muriaticum, Sepia, Sulfur und Pulsatilla in Frage, nach anderen Autoren auch Thuja, Tuberculinum, China und Medorrhinum.
- rezidivierende Gerstenkörner (Hordeolosis): AUGEN/Lider/Gerstenkörner (AUGEN/Gerstenkörner). Die Rubrik kann um *Lycopodium* ergänzt werden.
- rezidivierende Tonsillitis: Hier müssen folgende drei Rubriken kombiniert werden:
  INNERER HALS/Entzündung/chronisch
  INNERER HALS/Entzündung/Tonsillen/rezidiv. (.../Mandeln/wiederkehrend)
  INNERER HALS/Entzündung/Rachen, chronisch
- Myome und Polypen der Gebärmutter: WEIBL. GENITALE/Uterus/Tumoren (WEIBL. GENITALE/Geschwülste/Gebärmutter/Fasergeschwulst; engl. fibroid). *Sepia* kann nachgetragen werden.
  WEIBL. GENITALE/Uterus/Polypen (WEIBL. GENITALE/Polypen/Gebärmutter).
- Knoten in der Brust: BRUST/Mamma/Knoten (BRUST/Knoten/Brustdrüsen). Knoten in der Brust sprechen laut KÜNZLI gegen Sepia. Das soll nicht heißen, daß dieses Mittel bei Brustknoten in jedem Fall völlig ausgeschlossen ist. Fällt aber die Wahl zwischen Sepia und einem anderen Mittel schwer, so soll man dieses Symptom als gewichtiges Argument gegen jenes bei Frauen sonst oft angezeigte Mittel auffassen.

- Chloasma, gleichgültig, ob es in der Schwangerschaft oder unter Ovulationshemmern aufgetreten ist: GESICHT/Farbe/braun/Flecke (im Erbe-Kent steht statt „Farbe" meist „Verfärbung"). Tritt es in der Schwangerschaft auf, kommen nach KÜNZLI praktisch nur Sepia, Lycopodium und Caulophyllum in Frage.

In diesem Zusammenhang soll auch nach dem *Verlauf der Schwangerschaften* und nach allfälligen Begleitsymptomen gefragt werden.

Symptome, welche die Patientin während dieser Zeit zeigte, sind Ausdruck ihrer Konstitution bzw. ihrer Psora (vgl. XI. Kapitel) und können deshalb durchaus noch Jahre oder Jahrzehnte später für die Mittelfindung von Bedeutung sein. Einige Beispiele:

- Hämorrhoiden in der Schwangerschaft: ANUS/Hämorrhoiden.
- Nierenbeckenentzündung in der Schwangerschaft: ein sehr guter Hinweis auf Sepia.
- Haarausfall nach der Geburt: KOPF/Haar/Partus.

Ferner lohnt es sich, nach *Hautmanifestationen* wie Warzen, Kondylomen, Herpes etc. zu fragen. Diese werden ja gewöhnlich rasch entfernt, was nicht zu empfehlen ist (vgl. Organon §§ 197–200). Das störende Symptom kann zwar unter Umständen für immer verschwinden. Dennoch hat man lediglich einen Unterdrückungserfolg erzielt, denn an der Anlage, die als Zeichen ihrer Störung eine Warze etc. hervorgebracht hat, ist damit natürlich nichts verbessert worden.

Aus diesem Grund können wir solche Zeichen verwerten, ob sie nun weggeätzt worden sind oder nicht:

- Warzen: HAUT/Warzen und EXTREMITÄTEN/Haut/Warzen (EXTREMITÄTEN/Warzen).
- Fußsohlenwarzen: Eine solche Rubrik fehlt im bisherigen „Kent"; nach KÜNZLI passen folgende Mittel zu diesem wertvollen Zeichen: Antimonium crudum, Calcarea, Conium, Lycopodium, Natrium muriaticum, Sepia, Sulfur und Silicea. VITHOULKAS fügt noch Acidum nitricum hinzu.
- Kondylome sind das Hauptmerkmal der Sykosis (vgl. VIII. Kapitel). Im Repertorium findet man sie unter HAUT/Wucherungen/Blumenkohlgewächse resp. Feigwarzen (HAUT/Auswüchse) sowie unter WEIBL. GENITALE/äußeres/Con-

dylome (WEIBL. GENITALE/Condylome) und MÄNNL. GENITALE/Tumoren/Condylome (MÄNNL. GENITALE/ Condylome).

Beachten Sie hier die fast schon pedantisch anmutende Unterrubrik *Präputium/Frenulum* (Bändchen). Hier steht nur ein Mittel (Cinnabaris), und dieses erst noch im 3. Grad. Ein erfahrener Homöopath hatte einmal einen Patienten mit einem Kondylom, eben genau am Frenulum. Auf zwei oder drei sorgfältig ausgewählte Mittel änderte sich überhaupt nichts, bis er auf diese unscheinbare Rubrik aufmerksam wurde. Nach einer Gabe Cinnabaris verschwand das Gewächs in kurzer Zeit ...

- Herpes simplex: GESICHT/Hautausschläge/Herpes (GESICHT/Ausbrüche/Herpes). Auf die Unterrubriken *an den* und *unter den Mundwinkeln* wurde bereits hingewiesen. Zusätzlich sei die ebenfalls bewährte Unterrubrik *ringförmig* (circinatus) erwähnt.

  Für Herpes labialis sind *Rhus toxicodendron, Natrium muriaticum* und *Sepia* die Hauptmittel.

  Unter GENITALE und HAUT findet man weitere Herpes-Rubriken.

Das Frageschema nach KENT

Nun kommen wir zum letzten Teil der Anamnese: Wir müssen über die in der Homöopathie sehr wichtigen Allgemein- und Gemütssymptome noch Näheres wissen. KÜNZLI empfiehlt dazu das kleine Frageschema von KENT[1]), das nun vorgestellt werden soll. Gelegentlich werden umfangreichere Fragebogen empfohlen, die man vom Patienten zu Hause ausfüllen läßt. Davon ist im allgemeinen jedoch abzuraten, denn nur die spontane Schilderung gibt den Symptomen ihre richtige Gewichtung. Wenn wir pauschal einen Körper- oder Lebensbereich ansprechen und der Patient antwortet gleich sehr bestimmt und mit emotionaler Beteiligung, dann wissen wir, daß es sich um stark ausgeprägte Symptome handeln muß, die für die Mittelwahl von Bedeutung sind. Bekommen wir hingegen einen ausgefüllten Fragebogen zurück, ist diese Qualität

[1]) Vgl. Dt. J. f. Homöopathie, 4, 118–119, 1985.

der Information – selbst nach Rücksprache mit dem Patienten – kaum zu erreichen.
Um die Antworten auf die folgenden Fragen richtig einzuschätzen, müssen wir uns bewußt werden, ob wir allenfalls einen Menschen mit Hang zum übertreiben[1]) oder einen Hypochonder vor uns haben, oder jemanden, der eher dissimuliert oder dessen Eigenart es ist, auch die ausgeprägtesten Symptome trocken und unbewegt mitzuteilen (vgl. Organon, §§ 96, 97). Vorsicht ist auch bei Patienten am Platz, die sich selber mit Homöopathie befassen. Diese neigen zum Überbewerten von Symptomen oder sie sprechen in der Sprache des Repertoriums, was bereits einer – möglicherweise unzutreffenden – Interpretation entspricht.
Nun zu den Fragen. Achten Sie auch auf deren Formulierung, welche nie suggestiv ist.

- *Gibt es eine Tages- oder Nachtzeit oder eine bestimmte Stunde, zu der Sie sich allgemein schlechter fühlen als sonst?* Diese Angaben finden sich im Repertorium zu Beginn des Kapitels MODALITÄTEN (ALLGEMEINES). Es gibt eine Reihe von Mitteln, für die eine Verschlimmerung zu einer bestimmten Tageszeit typisch ist. Die bekanntesten sind: Natrium muriaticum um 10 Uhr vormittags, Sulfur um 11 Uhr, Lycopodium um 16 oder von 16–20 Uhr, Arsen um 1 Uhr und Kalium carbonicum um 3 oder von 2–4 Uhr nachts.
- *Gibt es eine Jahreszeit, während der es Ihnen schlechter geht?* Wenn jemand sagt: „Den Winter mag ich nicht so", ist dies natürlich kein verwertbares Symptom. Verspürt aber jemand im Frühjahr und/oder im Herbst eine klare Ver-

[1]) KENT schreibt dazu in seiner „Theorie der Homöopathie" auf S. 230: „Halten wir fest, daß die Tendenz zum Übertreiben selbst als Symptom anzusehen ist. Finden wir einen Patienten, der aus einigen wenigen Symptomen eine große Zahl macht, notieren wir einfach in unserem Bericht: Tendenz zur Übertreibung der Symptome. Einige unserer Mittel decken dies, z. B. Cannabis indica, Äther, Nux moschata, Plumbum, Stramonium".
In solchen Fällen ist es ratsam, erst einmal Placebo zu geben und nur diejenigen Symptome zu verwerten, die bei der zweiten oder dritten Konsultation noch gleich geschildert werden.

schlimmerung z. B. seiner Ulcus- oder Herzbeschwerden, so ist dies auffällig und damit ein gutes Symptom. Lachesis ist für eine Verschlimmerung sowohl im Frühjahr als auch im Herbst typisch.

- *Spüren Sie das Wetter? Wie beeinflußt Sie kaltes, warmes, trockenes oder feuchtes Wetter?* Auch hier sind wiederum nur deutliche Veränderungen zu verwerten, oder aber näher bezeichnete Symptome wie z. B. Verschlechterung durch Kaltwerden der Hände oder Füsse: MODALITÄTEN/Kälte/Kaltwerden/Füße. Diese Rubrik kann unter anderem um Lachesis, Lycopodium, Nux vomica und Sepia ergänzt werden (vgl. Syn.Rep.).

- *Wie fühlen Sie sich bei Nebel?*
- *Wie ertragen Sie direkte Sonnenbestrahlung?*
- *Welchen Einfluß hat Wetterwechsel auf Sie?*
- *Manche Menschen frieren immer und haben kalt, andere neigen eher zum Gegenteil. Wie steht es bei Ihnen?*
  Für Patienten, die immer frieren, paßt die Rubrik EMPFINDUNGEN/Lebenswärme, Mangel an (ALLGEMEINES/Körperwärme, Mangel an; engl. vital heat). Ist das Gegenteil der Fall: EMPFINDUNGEN/Hitzegefühl und ALLGEMEINES/Hitzewallungen.
  Ergänzend kann man fragen, ob eventuell nur bestimmte Körperteile immer kalt sind (Lycopodium hat beispielsweise 3-wertig das sonderliche Symptom „ein Fuß immer kalt, der andere heiß").

- *Wie fühlen Sie sich vor einem Sturm?*
  MODALITÄTEN/Wetter/Sturm (ALLGEMEINES/Sturm).

- *Wie reagieren Sie auf Nordwind, Südwind oder auf Wind allgemein?*
  Ein gutes Symptom ist beispielsweise Tränenfluß im Wind (AUGE/Tränenfluß/im Wind; engl. Lachrymation).
  Bei starker Föhnempfindlichkeit kann die Rubrik MODALITÄTEN/Wärme/Luft, schlechter, beigezogen werden.

- *Wie ertragen Sie Zugluft?*

- *Wie reagieren sie auf Wärme, die Wärme des Bettes, die eines warmen Raumes?*

Es gibt Leute, welche die Gewohnheit haben, zum Schlafen die Füße aus dem Bett zu strecken: EXTREMITÄTEN/ Hitze/Füße/brennend/entblößt sie und ... Füße/Fußsohle/ entblößt sie.

- *Wie reagieren Sie auf Extremtemperaturen (sehr heiß, sehr kalt)?*
  MODALITÄTEN/Kälte/Wärme und Kälte verschlechtern.
- *Wie oft sind Sie im Winter oder in den andern Jahreszeiten erkältet?*
  MODALITÄTEN/Kälte/Erkältungsneigung.
- *Wie fühlen Sie sich, wenn Sie längere Zeit nicht an die frische Luft kommen?*
  MODALITÄTEN/Wärme/Zimmer, schlechter.
- *Gibt es eine Stellung, die Sie nicht mögen oder die Sie bevorzugen (sitzen, stehen, liegen), und warum?*
- *Wie ertragen Sie längeres Stehen, z. B. am Fahrkartenschalter oder vor einer Telefonkabine?*
  MODALITÄTEN/Stehen.
- *Wie steht es bei Ihnen mit Reise- und Seekrankheit?*
  MAGEN/Übelkeit/Fahren im Wagen resp. Seekrankheit und MAGEN/Erbrechen/Fahren im Wagen.
- *Wie steht es mit Ihrem Appetit? Zu welchen Tageszeiten sind Sie hungrig?*
  MAGEN/Appetit. Das Repertorium kennt auch das Symptom „leeres Gefühl": MAGEN/Empfindungen/Leere (MAGEN/Leeres Gefühl).

Beachten Sie die Unterrubriken bei Appetit/vermehrter: ... 10 Uhr vormittags (Natrium muriaticum), ... 11 Uhr vormittags (Sulfur, Natrium muriaticum) oder ... Essen vermehrt den Appetit (Lycopodium).

- *Wie steht es mit Ihrem Durst? Was trinken Sie zu den Mahlzeiten und wieviel trinken Sie da?*
  MAGEN/Durst/große Mengen
  /kleine Mengen/kurze Intervalle
  etc.
- *Gibt es Speisen oder Getränke, die Sie nicht vertragen? Was bewirken sie allenfalls?*
  MODALITÄTEN/Nahrungsmittel oder z. B. REKTUM/ Diarrhoe/kalte Getränke, etc.

Wenn jemand etwas nicht verträgt, sollte man auch die entsprechende Rubrik unter MAGEN/Abneigung berücksichtigen, da dies nicht immer so klar zu trennen ist. Im Syn.Rep. sind diese Rubriken ergänzt und es gibt einige zusätzliche hierzu.

Speziell fragen sollte man nach Unverträglichkeit von:

- Zwiebeln. Das Hauptmittel ist hier *Lycopodium.*
- Kohl
- Karotten (Mohrrüben). Hier sind nur die beiden Polychreste *Calcarea* und *Lycopodium* bekannt. Gerade bei Kindern ist dies ein nicht selten anzutreffendes Symptom.
- Austern. Hauptmittel ist *Lycopodium*. Hat man freilich einmal kontaminierte Ware zu sich genommen, was zu Übelkeit führte, oder hat man sich einmal an Austern überessen und mag sie deshalb nicht mehr, so zählt dieses Symptom nicht. Außerdem steht hinter der Abneigung gegen Austern nicht selten lediglich eine Skepsis gegenüber Ungewohntem.
- Schalentiere (engl. shell-fish). Wiederum ein Hinweis auf Lycopodium.
- Erdbeeren. Ein Hinweis auf Sepia.

- *Wie ertragen Sie Wein, Bier, Kaffee, Tee, Milch, Essig? Was wird allenfalls ausgelöst?*
  Beim einen führt Kaffee beispielsweise zu Palpitationen, beim andern zu Diarrhoe: BRUST/Herzklopfen/Kaffee, REKTUM/Diarrhoe/Kaffee.

- *Welchen Impfungen haben Sie sich unterzogen und wie haben Sie dieselben ertragen?*
  Wenn jemand berichtet: „Seit jener Impfung bin ich einfach nicht mehr gesund", oder etwas Sinngemäßes, so ist dies ernst zu nehmen (vgl. XII.4.).
- *Wie reagieren Sie auf ein heißes oder ein kaltes Bad?*
  MODALITÄTEN/Baden/kalt baden bessert.
- *Wie fühlen Sie sich am Meer oder in den Bergen?*
  ALLGEMEINES/Luft/See. Kein Mittel hat eine so auffallende Besserung an der See wie *Medorrhinum;* Brom, Carcinosinum, Lycopodium, Natrium muriaticum und Tuberculinum haben dieses Symptom aber auch. Für die Besserung

im Gebirge gibt es keine Rubrik; VITHOULKAS gibt Tuberculinum, Syphilinum und Stannum dazu an.
Wenn jemand einfach gerne ans Meer oder in die Berge fährt, ist dies kein verwertbares Symptom. Jenes Klima muß schon eine Besserung der physischen und/oder psychischen Symptome bewirken, die über den unspezifischen „Urlaubseffekt" hinausgeht.

- *Wie ertragen Sie geschlossene Kragen, Gürtel oder eng anliegende Kleider?*
  Laut KÜNZLI wird das Symptom „Kragen verschlechtert" im allgemeinen viel zu häufig festgestellt. Nur wenn die betreffende Person immer weit offene Kragen trägt und auch Halsketten und Halstücher meidet, kann man davon ausgehen, daß das Heilmittel in der Rubrik ÄUSSERER HALS/Modalitäten/Kragen (ÄUSSERER HALS/bekleidet) steht. Die Symptome „enge Kleider" bzw. „Gürtel verschlechtert" findet man unter MODALITÄTEN/Kleidung/lösen bessert sowie bei ABDOMEN/Modalitäten/Kleidung, empfindlich gegen (BAUCH/Kleidung). Die Unterrubrik „nach dem Essen" kann um Lycopodium und Nux vomica erweitert werden.
- *Wie heilen Verletzungen bei Ihnen und wie lange bluten sie?*
  ALLGEMEINES/Wunden.
- *Wie wichtig ist Ihnen Gesellschaft? Wie ertragen Sie das Alleinsein?*
  GEMÜT/Gesellschaft. Näheren Aufschluß über die Art der Persönlichkeit gibt auch die Frage, ob der Patient lieber allein oder unter Leuten ist, wenn er traurig ist.
- *Wie empfinden Sie Trost?*
  Wird Trost abgelehnt oder verschlechtert er das Befinden, so ist dies eher ungewöhnlich und damit ein wichtiges Symptom. *Natrium muriaticum, Ignatia* und *Sepia* sind bekannt dafür: GEMÜT/Trösten verschlechtert.
  In diesem Zusammenhang kann man noch fragen, unter welchen Umständen der Patient weine (siehe GEMÜT/Weinen). So gibt es Leute, die bei großer Freude leicht weinen, andere, die weinen, *wenn ihnen gedankt wird.* Hier steht als einziges Mittel, und dazu erst noch im 3. Grad, Lycopodium.

Weinen vor den Menses ist ebenfalls ein hochwertiges Symptom.
Auf der anderen Seite gibt es Leute, die trotz Traurigkeit nicht weinen können: GEMÜT/Schwermut/Weinen (Gelsemium, Natrium muriaticum). Bei wieder anderen bessern sich beim Weinen bestimmte Symptome (Weinen/bessert Symptome).

– *In welchen Situationen sind Sie schon eifersüchtig gewesen?*
GEMÜT/Eifersucht. Im Syn.Rep. finden sich zahlreiche Unterrubriken hierzu.
– *Gibt es Dinge oder Situationen, vor denen Sie Angst haben? – z. B. vor Wasser, vor bestimmten Tieren, vor oder während eines Gewitters, Furcht vor Dieben, vor dem Fallen, vor dem Alleinsein, Furcht, den Verstand zu verlieren, Furcht vor Dunkelheit, vor der Zukunft, vor Krankheit.*
Manche Leute haben Angst während Gewittern: GEMÜT/Angst oder Furcht/Gewitter (im Syn.Rep. ist unter anderem Lycopodium und Calcarea ergänzt). Andere haben eine besondere *Freude an Gewittern:* GEMÜT/Fröhlich/Gewitter (Sepia, Lycopodium und Carcinosinum).
Das Repertorium unterscheidet zwischen Angst und Furcht in dem Sinne, daß man Furcht vor etwas Konkretem hat und Angst in einer bestimmten Situation (z. B. Furcht vor dem Alleinsein, aber Angst, wenn allein). Nicht immer ist die Unterscheidung hingegen so klar, und es empfiehlt sich, stets unter beiden Begriffen zu suchen.
– *Wie fühlen Sie sich in einer Menschenmenge?*
MODALITÄTEN/Zimmer, volles und GEMÜT/Furcht/Menschenmenge.
– *Unter welchen Umständen werden Sie ärgerlich oder zornig?*
GEMÜT/Ärger, empfindlich, Erregung, mürrisch, Reizbarkeit, Wut.
– *Wie ertragen Sie das Warten?*
GEMÜT/Ungeduld.
– *Kommen gelegentlich Todes- und Selbstmordgedanken bei Ihnen auf? In welchen Situationen?*
– *Für welche Nahrungsmittel und Getränke haben Sie eine ausgesprochene Vorliebe? – Süßigkeiten, Gebäck, saure,*

gesalzene oder gewürzte Dinge, fettige Speisen. Butter, Brot, Obst, Fisch, Fleisch, Kaffee, Wein, Bier etc.
MAGEN/Verlangen/*stark* gewürzte Speisen (engl. highly seasoned food).

– *Gibt es Speisen oder Getränke, gegen die Sie eine ausgesprochene Abneigung haben?*
MAGEN/Abneigung.
– *Erzählen Sie mir einmal im einzelnen, was Sie zu Ihren Mahlzeiten essen und trinken.*
– *In welcher Lage schlafen Sie, wo halten Sie Ihre Arme, wie Ihre Beine und wie Ihren Kopf? Manche Leute schlafen mit dem Kopf tief, andere haben ihn lieber erhöht, wie ist es bei Ihnen?*
SCHLAF/Lage. Auch die Schlaflage ist für die Mittelwahl wichtig. Für Pulsatilla ist die *Rückenlage* typisch. Die Arme werden über den Kopf gehalten oder auf den Bauch gelegt. Der Sulfur-Typ schläft gewöhnlich *auf der linken Seite.* Auf dem Rücken kann er oft nicht schlafen. Für Phosphor und andere Mittel wiederum ist die *linke Seitenlage nicht möglich.*
Man soll auch fragen, weshalb eine bestimmte Stellung gemieden wird: manche kriegen Herzklopfen, andere Hüftschmerzen etc. in Linkslage. Sulfur kann beim Liegen auf dem Rücken Alpträume bekommen. Die Rubrik „Bauchlage" ist sehr unvollständig (vgl. Syn.Rep.). VITHOULKAS zählt zusätzlich Causticum, Natrium muriaticum und Sulfur dazu.
Ungewöhnlich und daher besonders interessant für uns (vgl. VI. Kapitel) ist die *Knie-Ellbogenlage* oder „auf den Knien, das Gesicht in die Kissen gedrückt". Das Hauptmittel dafür ist *Medorrhinum,* doch kommt diese Stellung auch vor bei calc-p, carc, cina, eup-per, lyc, phos, sep, tub und zinc.
Es gibt Leute, die eine harte Unterlage zum Schlafen bevorzugen. Die entsprechende Rubrik findet man unter RÜKKENSCHMERZEN/Liegen/auf etwas Hartem besser (auch wenn keine Rückenschmerzen vorhanden sind). Das Hauptmittel ist Natrium muriaticum.
– *Manche Leute reden, schreien, weinen oder lachen im Schlaf, wachen plötzlich erschreckt auf, sind rastlos im Bett oder furchtsam, knirschen mit den Zähnen im Schlaf,*

schlafen mit offenen Augen oder offenem Mund. Wie ist das bei Ihnen?
GEMÜT/Lachen/Schlaf. Die Hauptmittel sind Lycopodium und Sulfur. Reden, schreien, weinen im Schlaf, stehen ebenfalls unter GEMÜT. AUGEN/Aussehen/offene Augen im Schlaf (AUGEN/offen). Nachzutragen sind Apis, Calcarea, Conium und Pulsatilla.
MUND/Modalitäten/offen (MUND/offen).
Interessant ist auch die Rubrik MUND/Speichelfluß/im Schlaf, wofür *Mercurius* besonders bekannt ist. Hinzugefügt werden kann Lycopodium, Lachesis, Phosphor und Acidum sulfuricum. Ferner ist die Rubrik KOPF/Kopfschweiß/im Schlaf bemerkenswert; dieses Symptom kommt nämlich nicht ausschließlich bei Calcarea vor.

– *Zu welcher Zeit erwachen Sie, wann stehen Sie auf?*
SCHLAF/erwachen(aufwachen)/bei Tagesanbruch.
SCHLAF/unerquicklich (SCHLAF/ohne Erfrischung). Diese Rubrik ist im Syn.Rep. bedeutend größer.
Die Rubrik MODALITÄTEN/Schlaf/Mittagsschlaf verschlimmert (ALLGEMEINES/Schlaf/nachher schlechter/nachmittags), verdient besondere Erwähnung. Sie ist im Syn.Rep. um etliche Mittel erweitert.

– *Gibt es nachts Stunden, während denen Sie oft schlaflos sind? Oder Stunden der Schläfrigkeit im Laufe des Tages? Welchen Umständen schreiben Sie das jeweils zu?*
SCHLAF/Schlaflosigkeit nach 4 Uhr.
SCHLAF/Schlaflosigkeit/Hunger, durch (vgl. auch MAGEN/Appetit/vermehrt/nachts).

– *Wie steht es mit Träumen?*
SCHLAF/Träume. Besonders wenn sich eine bestimmte Traumthematik wiederholt, ist die entsprechende Rubrik zu berücksichtigen.

– *Wann hatten Sie die erste Periode, wie regelmäßig und in welchen Abständen kommt dieselbe jetzt, wie stark, wie lange dauert sie, von welcher Farbe ist das Blut, zu welchen Tages- oder Nachtzeiten fließt es am stärksten?*
Wie fühlen Sie sich vor, während oder nach der Periode körperlich und seelisch?

Menstruationssymptome sind für die Mittelwahl von großer Bedeutung. Besonders hingewiesen sei auf die unter GEMÜT zu findenden Rubriken
- Weinen vor den Menses
- Schwermut vor den Menses
- Reizbarkeit vor den Menses.

Hervorzuheben sind auch die Rubriken
- Frösteln vor den Menses: FROST/Frösteln/Menses (engl. CHILL/chilliness).
- Brustschmerzen vor den Menses: BRUST/Schmerz/Brustdrüsen. Es geht dabei nicht um ein gewisses Spannen in den Brüsten, das bei genauem Nachfragen von sehr vielen Frauen angegeben wird. Erwähnt die Patientin aber auf die Frage nach Menstruationsbeschwerden spontan die Brustschmerzen, sollte ihr Konstitutionsmittel in dieser Rubrik stehen. *Natrium muriaticum, Sepia, Tuberculinum* und *Kalium muriaticum* können nachgetragen werden.
- Juckreiz am Genitale vor/während der Menstruation.
- Erbrechen während der Menstruation: MAGEN/Erbrechen.

- *Was ist Ihnen über Nerven- oder Geisteskrankheiten, schwere Krankheiten wie Tuberkulose, Krebs etc. in Ihrer Familie bekannt?*

  Über die allgemein bekannte familiäre Häufung gewisser Erkrankungen hinaus kommt der Familienanamnese in der Homöopathie insofern Bedeutung zu, als sie Hinweise zur miasmatischen Belastung des Patienten gibt (vgl. VIII. Kapitel).

  Laut BEHNISCH gibt der Gesundheitszustand der Großeltern einen Hinweis auf denjenigen des Patienten, da viele vererbte Eigenschaften oft eine Generation überspringen sollen (vgl. auch XII.3.).
- *Wie hat sich Ihr Gewicht in letzter Zeit verhalten?*
- *Wann gehen Sie schlafen? Berichten Sie mir Genaueres über Ihren Tagesablauf, über Aktivität und Ruhepausen, Vergnügen und Erholung.*
- *Fallen Ihnen noch Beschwerden und Störungen ein, die noch nicht zur Sprache gekommen sind?*

  Das war das kleine Interrogatorium nach KENT.

Noch nicht zur Sprache gekommen ist beispielsweise die *Sexualität,* ein für die homöopathische Mittelwahl ebenfalls wichtiger Lebensbereich.
Allein die Frage nach dem sexuellen Verlangen kann bereits entscheidende Hinweise bringen: MÄNNLICHES bzw. WEIBLICHES GENITALE/Sexualtrieb (MÄNNLICHES GENITALE/Sexuelles Verlangen bzw. Coitus, WEIBLICHES GENITALE/Verlangen bzw. Coitus).

Weitere Hinweise auf Rubriken:

MÄNNLICHES GENITALE/
- Erektionen/
  - unvollständig
  - Impotenz (Erektionen fehlen)/
    - Penis erschlafft, wenn aufgeregt, klein und kalt (Agnus castus, Lycopodium).
- Samenabgang/
  - ausbleibend (Samenfluß/fehlt beim Coitus)
  - zu schnell

SCHLAF/einschlafen/beim Coitus *(Lycopodium)*

WEIBLICHES GENITALE/
- Verlangen gesteigert/
  - während der Menses
  - bei Witwen (Apis)
- vgl. auch GEMÜT/Nymphomanie.

Wie hat sich der Patient während unserer Befragung verhalten?
Ist er vielleicht die ganze Zeit unruhig auf dem Stuhl hin- und hergerutscht? Siehe GEMÜT/Ruhelosigkeit/beim Sitzen.

V. 3. Die körperliche Untersuchung

Das Erheben eines Allgemeinstatus gehört zu jeder ärztlichen Erstuntersuchung. Zur Auffindung des Simile ist hingegen vor allem die Inspektion von *Händen, Mundhöhle* und *Integument* wichtig.

Beginnen wir mit den Händen:

- Grazile Hände bei kräftigem Körperbau sind ein Hinweis auf *Lycopodium.*
- HEBERDEN'sche Knoten: EXTREMITÄTEN/Knochen/Gichtknoten/Fingergelenke (EXTREMITÄTEN/Arthritische Knötchen/Fingergelenke). Sepia kann nachgetragen werden.
- Warzen: EXTREMITÄTEN/Haut/Warzen (EXTREMITÄTEN/Warzen). Beachten Sie die wichtige Unterrubrik *nahe der Nägel* (auch Zehennägel). Lycopodium kann nachgetragen werden.
- Nägel: Die Fingernägel können auffallende Merkmale zeigen wie z. B. *Niednägel* (engl. hang nails) oder stark *fleckige Nägel* (weiße Flecken; engl. spotted). *Fehlende Halbmonde,* der Daumen ausgenommen, weisen auf Lycopodium, Pulsatilla oder Tuberculinum hin (vgl. Rep.Generale).

In der Mundhöhle beobachten wir beispielsweise:

- Zahneindrücke der Zunge: ZUNGE/Form/Zahneindrücke (MUND/eingekerbt/Zunge; engl. indented). Ein guter Hinweis auf *Sepia* oder *Rhus toxicodendron.* Die Rubrik ist allerdings nicht vollständig.
- Landkartenzunge: ZUNGE/Landkartenzunge (MUND/Landkartenzunge; engl. mapped).
- ZUNGE/Farbe/weiß/Flecken/mit roten Inseln: Hier steht als einziges Mittel *Natrium muriaticum,* das Hauptmittel auch bei Landkartenzunge.

Entkleidet sich der Patient und es verbreitet sich dabei ein bestimmter Geruch im Zimmer, konsultieren wir das Repertorium unter SCHWEISS/Eigenschaften/Geruch (SCHWEISS/Geruch) oder BRUST/Schweiß/Achselhöhlen. Die Unterrubrik „wie Knoblauch" kann um *Sepia* erweitert werden. (Zwiebelartiger Geruch gehört wohl auch unter diese Rubrik).

Am Rumpf achten wir auf *Pigmentveränderungen.* Häufig trifft man ja auf umschriebene Hyperpigmentierungen. Sind sie zahlreich, kommen folgende Rubriken in Frage:

- ÄUSSERER HALS/Haut/Farbe (ÄUSSERER HALS/Flecke resp. Verfärbung)

- ABDOMEN/Haut/Farbe (BAUCH/Verfärbung)
- RÜCKEN/Farbe resp. Haut (RÜCKEN/Braune Flecken)
- HAUT/Farbe/braun
- HAUT/Sommersprossen (engl. freckles).
- HAUT/Muttermale (HAUT/Male; engl. Moles). Die Unterrubrik „Naevi" (HAUT/Naevi) bezeichnet ausschließlich Feuermale (Naevi flammei).

Gelegentlich beobachtet man rote Flecken am Hals, die bei Aufregung (z. B. in der Konsultation) erscheinen: ÄUSSERER HALS/Haut/rot/fleckenweise (ÄUSSERER HALS/Verfärbung/Röte/Flecken). Ein Hinweis auf *Sepia* oder *Belladonna*. Hingewiesen sei noch auf die häufig zu verwendende Rubrik EXTREMITÄTEN/Varizen (Krampfadern). Nach KÜNZLIS Erfahrung schließen Krampfadern *Phosphorus* als Konstitutionsmittel aus, auch wenn sonst viele Symptome dafür zu sprechen scheinen.

V. 4. Zusatzuntersuchungen

Die heutige Stellung der Homöopathie bringt es mit sich, daß viele Patienten diagnostisch bereits vollständig abgeklärt zum homöopathischen Arzt kommen. Wo dies nicht der Fall ist, gilt es, eine Diagnose zu stellen, wenn nötig mittels geeigneter Zusatzuntersuchungen. Sie wird zeigen, ob eine homöopathische Behandlung allein zum Ziel führen kann, oder ob beispielsweise ein chirurgischer Eingriff nicht zu umgehen ist. Grundsätzlich liegen die Grenzen der Homöopathie weniger in der Methode als beim Behandelnden selbst. Darum ist es wichtig, seine eigenen Grenzen zu kennen und sich bewußt zu sein, welches Risiko man eingeht, wenn man eine Krankheit, die schulmedizinisch relativ einfach zu beseitigen ist, mit Homöopathie zu heilen versucht.

Darüber hinaus ist die Diagnose auch für rein homöopathische Fragestellungen wichtig:
- Bei *schweren strukturellen Veränderungen an lebenswichtigen Organen* sind sehr hohe Potenzen kontraindiziert (vgl. VII. Kapitel).
- Stellen einer *Prognose* (wie eingangs erwähnt) und Beantwortung der Frage, was überhaupt erwartet werden kann.

– Beantwortung der Frage, ob ein Symptom allenfalls *pathognomonisch* ist oder nicht, was für dessen Gewichtung eine Rolle spielt (vgl. VI. Kapitel).

Für die Verlaufskontrolle muß man sich zuweilen auch auf Laborwerte, Röntgenbefunde etc. stützen können. Außerdem ist es von wissenschaftlichem Interesse, über gut dokumentierte, homöopathisch behandelte Fälle zu verfügen.

Haben wir einen Fall in der geschilderten Weise aufgenommen, verfügen wir über ein solides Fundament. Dies ist von allergrößter Wichtigkeit. Beginnen wir nämlich mit der Behandlung und verschreiben ein Mittel, das nur halbwegs paßt, so verändern sich die Symptome etwas, es tritt aber keine Heilung ein. Haben wir nicht zu Beginn alles genau aufgenommen und niedergelegt, ist die Ausgangslage für den zweiten Versuch schon wesentlich ungünstiger, denn in den allermeisten Fällen wäre noch immer das gleiche Mittel angezeigt wie zu Beginn, die Symptome weisen aber durch unsere Fehlverordnung bereits weniger deutlich darauf hin. Mehrere solcher Fehlverordnungen können einen Fall für längere Zeit praktisch unbehandelbar machen. Bei einer guten Erstanamnese hingegen können wir, wenn der Erfolg ausbleibt, jederzeit an den Anfang zurückgehen und die Symptome neu hierarchisieren.

V. 5. Akute Fälle

Das bisher Gesagte bezieht sich auf die Aufnahme von Fällen eher chronischen Charakters. Bei akuten Fällen kann, ja soll sogar nur auf Grund der akuten Symptome verschrieben werden. Es wäre falsch, hier konstitutionellen Eigenheiten den Vorzug zu geben.

Dazu zwei Beispiele von D. Spinedi:
Ein 3jähriges Kind hat 39° Fieber. Das eine Ohr ist druckempfindlich, die Ceruminalabsonderung deutlich vermehrt. Es schreit von Zeit zu Zeit. Bei der Konsultation fällt auf, daß es immer die Hand der Mutter nimmt und auf sein Ohr hält. Durch die Kombination der beiden Rubriken „Ohrenschmalz vermehrt" und „Ohrenschmerzen, Besserung durch Wärme"

kommt man rasch und sicher aufs Simile, nämlich Hepar sulfuris. Das Ohr heilte denn auch rasch unter Bildung eines grünlichen Ausflusses.
Ein 10jähriges Kind leidet unter einer schweren Angina; Antibiotika wurden erfolglos verabreicht. Es zeigt dicke Lymphknotenpakete am Hals, der Mundgeruch ist so widerlich, daß es der Mutter übel wird davon. Alle Gegenstände erscheinen ihm verkleinert, es hat einen fettig-öligen Schweiß, der keine Erleichterung bringt. Die Zunge weist Zahneindrücke auf.
Die passenden Rubriken, SEHEN/Gegenstände erscheinen klein, „Widerlicher Mundgeruch", „Zahneindrücke der Zunge" und „öliger Schweiß", haben nur Mercurius gemeinsam, das, in einer Gabe der C1000 verabreicht, rasche Heilung brachte.
Diese zwei Beispiele zeigen, wie wichtig das genaue Beobachten für den Homöopathen ist, gerade in akuten Fällen, wo unter Umständen nicht viel gefragt werden kann. Beim Hausbesuch geben einem die äußeren Umstände, in denen der Kranke sich befindet, oft wichtige Hinweise auf das passende Heilmittel. Liegt er beispielsweise in einem hellen oder verdunkelten Raum (Licht verschlechtert), ist er dick in Decken eingehüllt oder stößt er sie von sich, wie reagiert er auf Geräusche, wie auf Erschütterung? Wie ist seine Gesichtsfarbe, wie seine Stimmung? Sind seine Lippen trocken oder feucht, schwitzt er, und allenfalls wo, welche Köperhaltung nimmt er ein, liegt er regungslos da und vermeidet jede Bewegung oder wirft er sich unruhig hin und her etc. (vgl. Anmerkung zu § 90, Organon).
Oder ist der Kranke so schwach, daß er dauernd im Bett herabrutscht? ALLGEMEINES/Schwäche/lähmungsartig (paralytisch).
Besondere Bedeutung kommt in akuten Fällen der *auslösenden Ursache* zu (Organon, § 5: „Als Beihilfe der Heilung dienen dem Arzte die Data der wahrscheinlichsten *Veranlassung* der akuten Krankheit, [...]"). Wenn beispielsweise ein Leiden auf Abkühlung nach vorgängigem Schwitzen zurückzuführen ist, gilt die Rubrik MODALITÄTEN/Nässe/Schwitzen (ALLGEMEINES/Naßwerden/beim Schwitzen), gleichgültig, ob ein Katarrh der oberen Luftwege, rheumatische Beschwerden, eine Cystitis oder eine Pneumonie vorliegt.

VI. Die Wahl des Arzneimittels – Hierarchisierung

Die nun folgenden Kapitel beschäftigen sich mit dem „dritten Punkt des Geschäftes eines echten Heilkünstlers". Dieser betrifft die *„zweckmäßigste Anwendung der,* auf ihre reine Wirkung in gesunden Menschen geprüften, künstlichen Krankheits-Potenzen *(Arzneien) zur homöopathischen Heilung der natürlichen Krankheiten"* (§ 146).
Nachdem wir die Symptome und Zeichen des Patienten aufgenommen haben, geht es darum, jene Arznei zu finden, deren Arzneimittelbild die größte Übereinstimmung mit unserem Fall zeigt.
Dazu ein Beispiel aus der Praxis von FWPH Sohn:

Fall 1
Im Mai 1984 erscheint eine Mutter mit ihrem 13jährigen Sohn zur Erstanamnese. Der Junge leidet seit einem halben Jahr an Knieschmerzen, die beidseitig sporadisch auftreten, links mehr als rechts. Seit zwei Monaten sind die Knie stark geschwollen; die Schwellung setzte relativ plötzlich ein. Ein konsultierter Orthopäde diagnostizierte einen M. Osgood-Schlatter und verordnete Mikrowellen und Kniepackungen, meinte aber, eventuell müßte operiert werden.
Die subjektiven Beschwerden beschreibt der Junge so: beim Beugen drückender Schmerz vorne innen im Knie. Er hat keine Schmerzen beim Gehen, hingegen beim Aufstehen nach langem Sitzen. Im Prinzip sind die Schmerzen jedoch ständig da, der Junge hat sich inzwischen aber daran gewöhnt. Wärme oder Kälte haben kaum einen wahrnehmbaren Einfluß auf die Beschwerden, eher verschlimmern Wärme und Mikrowellen.
Die Mutter ergänzt noch, daß die Krankheit zeitlich etwa zusammenfällt mit dem Zeitpunkt, wo sie ihren neuen Freund kennengelernt hat; vorher habe sie fünf Jahre allein mit ihrem Jungen zusammengelebt, jetzt aber schwieriges Zusammenleben zu dritt.
Die Untersuchung bestätigt das beschriebene Bild: beide Knie sind infrapatellär verdickt und druckschmerzhaft.

Zur Eigenanamnese: Leichte Geburt; in den ersten Lebensjahren viel gestürzt, überhaupt Unfallneigung. Früher oft erkältet. Masern und Windpocken ohne Komplikationen. Ins zweite Lebensjahr fiel die Scheidung der Eltern. Danach ging die Mutter wegen psychoneurotischer Beschwerden (der Vater des Jungen nach Angaben der Mutter ebenfalls neurotisch) für einige Zeit in die Klinik. Während dieser Zeit kam der Junge zu Verwandten. Im zweiten oder dritten Lebensjahr Sturz auf das Gesicht, anschließende Zahn- und Oberlippenoperation. Mit vier Jahren wurden die Adenoide entfernt, zwei Jahre später die Gaumenmandeln. Im sechsten oder siebten Lebensjahr Sturz auf das rechte Schienbein. Die Wunde heilte offenbar lange nicht. In diese Zeit fällt auch eine Schieloperation rechts. Bis zum siebten Lebensjahr rezidivierende Ohrenschmerzen. Mit acht oder neun Jahren wurde der Junge einmal plötzlich ohnmächtig und kam für zwei bis drei Tage ins Krankenhaus (eine genauere Diagnose konnte aber wohl nicht gestellt werden). Im zwölften Lebensjahr nun begannen die Knieschmerzen und bald darauf die Schwellungen, wie beschrieben. Der Vollständigkeit halber sei erwähnt, daß der Junge sich vor kurzem plötzlich den linken Arm verrenkt hat. Irgendwelche Medikamente nimmt er zur Zeit nicht ein. Frühere Pocken-, Tetanus- und Dreifachimpfungen zogen keine Komplikationen nach sich.

Allgemeinsymptome: Der Junge friert nicht leicht (18 °C sind ihm am angenehmsten), keine besondere Empfindlichkeit gegenüber Wärme oder Kälte (dazu die Mutter: auch im Winter sei er leicht bekleidet und kühles Wetter habe er lieber). Sonne: fabelhaft, „ohne Sonne kein Leben“, könnte stundenlang an der Sonne liegen. Im Sommer fühle er sich besser, er schwimmt und taucht gut und gerne. Morgens ist er müde, nach einer halben Stunde aber voll da; abends arbeite er am liebsten bis spät in die Nacht, denn nachts blühe er auf. Schlaf bessert allgemein. Langes Stehen: „langweilig“. – Der Junge geht in die 7. Klasse, hat gerne Sport, Biologie und Erdkunde, aber Mathematik, Geschichte und Kunst mag er nicht. Er ist ein Computerfan („reine Logik“) und baut Radios (sein 25jähriger Bruder studiert Informatik). Zu seinem Vater, der jetzt in den USA lebt, hat er ein gutes Verhältnis. Der Junge hat keine Freunde, andere lachen ihn aus (möglicherweise weil er eigene

Interessen hat und nicht alles mitmacht). Gerne fährt er stundenlang mit dem Fahrrad durch die Stadt, aber zu Hause drinnen fühlt er sich genauso wohl wie draußen; jedoch liebt er offene Fenster. Er kennt fröhliche und traurige Tage, sein Tun hängt von der Laune ab: wenn er gut geschlafen hat, ist er gut gelaunt und kann gut arbeiten usw. Während der Konsultation widerspricht er dauernd der Mutter; sein Widerspruch aber, so erklärt er, sei abhängig von seiner Laune. Trost mag er nicht. Horrorfilme findet er „doof", dann schon lieber Wildwestfilme, bei denen er mitschießt (aber nur auf die Bösen). Weinen bei Schmerzen und Kränkungen, was dann bessert. Ärger wird häufig unterdrückt, schlechte Erlebnisse werden vergessen. Ängste: Ja, denn morgen könnte kein neuer Tag sein („Vorsicht vor dem Pilz!"). [Er meint damit einen Atompilz]. Dies ist, wie sich dann herausstellt, auch der Grund dafür, weshalb er so spät ins Bett geht und nicht gleich einschlafen will. – Essen: Eine Abneigung besteht gegen Broccoli, Tomaten und frisches Obst; möglicherweise hängt dies aber mit der momentanen naturbewußten Ernährung der Mutter zusammen. Er ißt gerne Bananen, Süßes, Fisch und Schnitzel, Salz ißt er manchmal sogar pur. Saures: ± (schon einmal gerne Zitronen), Scharfes mag er nicht. Er trinkt etwa zwei Liter kalte Milch pro Tag. Joghurt und Quark ißt er gerne, und Eis sehr gerne, jede Menge. Er trinkt viel Cola. Fett mag er nicht. Eier: gerne, täglich ein Ei; früher hatte er immer eine Packung Eier unter seinem Bett gehabt und sie dann nachts, wenn er hungrig war, roh gegessen. (Diese Mitteilung war für die Mutter neu und überraschend). Warme Speisen schätzt er genauso wie kalte. (Keine besonderen Vorlieben oder Abneigungen hinsichtlich Brot oder Fleisch). – Die Verdauung ist gut, früher aber sei er ständig verstopft gewesen. Hinsichtlich der Harnwege keine Auffälligkeiten. – Der Schlaf ist durchgehend, eher ruhig, im allgemeinen erfrischend. Er schläft auf dem Bauch, dabei hängt eine Hand aus dem Bett; daneben bevorzugt er die rechte Seitenlage. Die Träume sind unterschiedlich. Gelegentliches Lachen im Schlaf, kein Somnambulismus. In den ersten zwei Jahren seines Lebens habe er jede Nacht im Schlaf geschrien, berichtet die Mutter. – Er hat manchmal Kopfschmerzen, einseitig oder auch wechselnd, macht aber keine Rede davon und will auch keine Tabletten dagegen einnehmen; er drückt dann

gegen den Kopf und nach Schlaf ist es besser. (Ursache: „Streß", zuviel Fernsehen).
Ohren ohne Besonderheiten, einseitig konvergierender Strabismus links. Rücken, Atemorgane, Herz und Bauch bei der Untersuchung o. B. Weit nach unten hängende, hinter dem Halszäpfchen sichtbare Polypen erkennbar. Verschiedene Leberflecken am Körper. Der Junge berichtet noch von einer Wunde, die er am rechten Ellbogen gehabt hat und die zuerst lange nicht heilte, nach Anwendung einer Salbe sei aber alles in ein paar Tagen weg gewesen.
Der schlanke Junge zeigt eine eher dunkle Komplexion, ist auffallend blaß, hat schmale Lippen und stahlblaue Augen, spricht leise und undeutlich; erweckt den Eindruck eines absoluten Rationalisten.

Wie sollen wir nun an diesen Fall herangehen?
Etwa, indem wir vor allem die Symptome von seiten der Knie beachten, deretwegen der Patient zum Arzt ging?
HAHNEMANN schreibt in § 7 des Organons: „[...] – so muß, mit einem Worte, die Gesamtheit[1]) der Symptome für den Heilkünstler das Hauptsächlichste, ja Einzige sein, was er an jedem Krankheitsfall zu erkennen und durch seine Kunst *hinwegzunehmen* hat, ..."
Es gibt in der Homöopathie keine Mittel gegen „Knieschmerzen", auch wenn einige bei Gelenkschmerzen öfter indiziert sein mögen als andere. Es gibt auch keine Mittel gegen den M. Osgood-Schlatter – es gibt nur ein Mittel für den einzelnen Krankheitsfall. Aus diesem Grund sind zum Beispiel die Symptome „Milchverlangen" oder „Nasenpolypen" ebenso zu berücksichtigen wie die Schmerzen und die Schwellung der Knie.

[1]) Von jeher suchte die alte Schule, da man sich oft nicht anders zu helfen wußte, in Krankheiten ein *einzelnes* der mehreren Symptome durch Arzneien zu bekämpfen und womöglich zu unterdrücken – eine *Einseitigkeit*, welche unter dem Namen *Symptomatische Kurart* mit Recht allgemeine Verachtung erregt hat, weil durch sie nicht nur nichts gewonnen, sondern auch viel verdorben wird. Ein einzelnes der gegenwärtigen Symptome ist so wenig die Krankheit selbst, als ein einzelner Fuß der Mensch selbst ist.

Dennoch sind für die Mittelwahl nicht alle Symptome gleich wichtig. Dazu § 153: „Bei dieser Aufsuchung eines homöopathisch spezifischen Heilmittels, das ist, bei dieser Gegeneinanderhaltung des Zeicheninbegriffs der natürlichen Krankheit gegen die Symptomenreihen der vorhandenen Arzneien, um unter diesen eine, dem zu heilenden Übel in Ähnlichkeit entsprechende Krankheitspotenz zu finden, sind die *auffallenderen, sonderlichen, ungewöhnlichen* und *eigenheitlichen* (charakteristischen) Zeichen und Symptome des Krankheitsfalles besonders und fast einzig fest ins Auge zu fassen; denn *vorzüglich diesen müssen sehr ähnliche in der Symptomenreihe der gesuchten Arznei entsprechen,* wenn sie die passendste zur Heilung sein soll. Die allgemeineren und unbestimmteren: Eßlust-Mangel, Kopfweh, Mattigkeit, unruhiger Schlaf, Unbehaglichkeit usw., verdienen in dieser Allgemeinheit, und wenn sie nicht näher bezeichnet sind, wenig Aufmerksamkeit, da man so etwas Allgemeines fast bei jeder Krankheit und jeder Arznei sieht."

Dies ist einer der entscheidendsten Paragraphen des Organons.

Es sind also die *auffallenderen, sonderlichen, ungewöhnlichen und eigenheitlichen* (charakteristischen) Zeichen und Symptome „besonders und fast einzig fest ins Auge zu fassen".

Im übrigen geht aus dem Organon folgendes Schema zur Wertigkeit der Symptome hervor:

1) *auffallende Symptome* (im Sinne von § 153)
2) *Geistes- und Gemütssymptome*
3) *Allgemeinsymptome*
4) *Causa*
5) *Lokalsymptome*

ad 1)

Ein Symptom kann beispielsweise auffallend sein:

- als Symptom an sich, z. B. vorzeitiges Ergrauen der Haare, zahlreiche Sommersprossen, Landkartenzunge.
- als Modalität, z. B. Schlaf verschlechtert (Lachesis, Sulfur).
- durch seine Lokalisation, z. B. schwitzen auf der Nase (Natrium muriaticum, Tuberculinum), Bläschen zwischen den Fingern, Warzen nahe der Fingernägel.

- durch seine Ausbreitung, z. B. eine Gesichtshälfte rot, die andere blaß (Chamomilla, Ipecacuanha).
- bezüglich Beginn und Ende, z. B. plötzlicher Beginn und plötzliches Ende (Belladonna) oder eine deutliche, durch äußere Umstände nicht zu erklärende Verschlechterung immer zur selben Tageszeit.
- durch seine Periodizität, z. B. alle 2 Tage, alle 8 Tage etc.
- als Empfindung[1], z. B. das Gefühl, die Füße seien aus Holz, sie berührten den Boden nicht beim Gehen (Rhus toxicodendron) oder ein Haargefühl auf der Zunge (Silicea, Natrium muriaticum).
- durch die Kombination konträrer Symptome, z. B. brennende Schmerzen im Bein, obwohl dieses sich kalt anfühlt (Secale).
- durch das Fehlen erwarteter Symptome, z. B. Trockenheit der Zunge ohne Durst (Pulsatilla).
- als Begleitsymptom, z. B. häufiger Harndrang bei Kopfschmerzen (Gelsemium).
- durch die Abfolge von Symptomen: Nachdem die Gesichtsschmerzen abgeklungen sind, bleibt ein Taubheitsgefühl zurück (Causticum, Mezereum), Augenflimmern vor dem Migräneanfall.
- Alternierung von Symptomen: Hautausschlag, abwechselnd mit Asthma (Sulfur u. a.).
- Vikarisation, z. B. Nasenbluten statt Menstruation (Bryonia, Lachesis u. a.).

ad 2)

An erster Stelle innerhalb dieser Kategorie stehen, in der Sprache KENTS ausgedrückt, *Veränderungen des Willens.* Gemeint sind z. B. Abneigung gegen den Ehegatten oder andere Familienangehörige ohne einfühlbaren Grund, Suizidalität oder pathologische Triebe wie z. B. der Wunsch, zu töten.

Gut beobachtete Geistes- und Gemütssymptome nehmen zwar eine wichtige hierarchische Stellung ein, doch ist hier

[1]) Solche subjektiven Erscheinungen müssen wiederholt weitgehend identisch geschildert werden, um für die Mittelwahl von Bedeutung zu sein. Aber selbst dann sind sie mit einer gewissen Vorsicht zu verwerten.

eine gewisse Vorsicht am Platz, da psychische Symptome oft schwierig zu beurteilen sind. *Neurotische Symptome* passen oft nicht zu dem Mittel, das durch die übrigen Symptome angezeigt wird. Sie sind deshalb laut Künzli kaum für die Arzneiwahl zu verwenden.

ad 3)

Allgemeinsymptome betreffen immer den ganzen Menschen; der Patient leitet die Beschreibung eines Allgemeinsymptoms gewöhnlich ein mit den Worten „ich bin ...", oder „mir ist ...", nicht etwa mit „mein Bein ...". Sätze wie: „Mir wird immer übel in einem warmen Raum", oder „Bei langem Stehen falle ich in Ohnmacht", bezeichnen demnach Allgemeinsymptome.

Zu den *Allgemeinsymptomen* gehören:
- Witterungseinflüsse
- Verlangen[1], Abneigungen und Unverträglichkeiten von Nahrungsmitteln.
- Schlafsymptome (inkl. Träume).
- Menstruations- und Sexualsymptome. Symptome während Schwangerschaft, Stillzeit und Klimakterium.
- Exkrete und Sekrete
- Wundverhalten

Über die Bedeutung der Allgemeinsymptome schreibt Kent unter anderem (Zur Theorie der Homöopathie, S. 289): „Wenn nur ein einziges Mittel die zahlreichen Allgemeinsymptome deckt, und zwar absolut, eindeutig und stark, dann wird dieses das Mittel sein, das den Fall heilt. Es mögen daneben noch ein Haufen kleiner Lokalsymptome existieren, die vielleicht unser gefundenes Mittel zur kontraindizieren scheinen.
Das können sie aber nicht, denn nichts bei den Lokalsymptomen kann eine Kontraindikation zu dem abgeben, was die Allgemeinsymptome indizieren. Ein stark ausgesprochenes Allgemeinsymptom kann alle Lokalsymptome, die wir erhe-

[1]) Verlangen sind weniger hoch zu werten als Abneigungen und Unverträglichkeiten.

ben mögen, überrollen. ‚Verschlimmerung durch Hitze' z. B. wird *Arsen* in jedem Fall aus unseren Überlegungen ausschließen" (vgl. auch S. 109).
Dies ist der Sinn der Hierarchisierung; in einem konkreten Fall können mehrere Mittel recht gut zu passen scheinen. Entscheidend ist aber, daß die auffallenden, die Gemüts- und die Allgemeinsymptome möglichst gedeckt sind.

ad 4)
Die *Causa,* die auslösende Ursache der Krankheit also, wird von einigen Autoren an die erste Stelle des Hierarchisierungsschemas gesetzt.
Dies ist jedoch kein Widerspruch zu unserer Darstellung, denn wenn eine auslösende Ursache wirklich eindeutig auszumachen ist, handelt es sich ohnehin um ein auffallendes und charakteristisches Symptom, wie in unserem Beispiel vom vorigen Kapitel, wo die Sonne eine hartnäckige Bronchitis ausgelöst hat.

ad 5)
Genau so gut können *Lokalsymptome* in den Rang eines auffallenden, ungewöhnlichen oder eigenheitlichen Symptoms aufsteigen. So handelt es sich beispielsweise bei den Zeichen, auf die im V. Kapitel aufmerksam gemacht wurde, durchwegs um lokale Erscheinungen. Da aber die meisten von ihnen auffallend und/oder sehr eigenheitlich sind (d. h. sie charakterisieren den betreffenden Patienten, sie machen ihn zum unverwechselbaren Individuum), stehen sie in der Hierarchisierung ganz oben. Kopfschmerzen ohne nähere Bezeichnung hingegen charakterisieren einen Fall nicht. Es handelt sich um ein reines Lokalsymptom. Klagt aber jemand über Kopfschmerzen, die stets in derselben Weise auftreten, z. B. im Hinterkopf, sich zur Stirn erstreckend (Gelsemium, Lac caninum, Sanguinaria), werden sie zum eigenheitlichen Symptom. Ebenso charakteristisch, obwohl lokal, können Hautausschläge sein, die immer an derselben Stelle auftreten. Das Repertorium verfügt dazu über zahlreiche, zum Teil sehr spezifische Rubriken. Um nur ein Beispiel zu nennen: MÄNNLICHES GENITALE/ Hautausschläge/Hodensack/herpesartig/ zwischen, und den Schenkeln (also ein herpesartiger Hautaus-

schlag, der immer zwischen dem Skrotum und den Beinen erscheint).

Pathognomonische Symptome sind in der Hierarchisierung nie ranghoch, denn sie charakterisieren eine Krankheit, nicht aber einen einzelnen Fall. Bei der Behandlung eines Masernpatienten beispielsweise, müssen seine *individuellen* Symptome und Zeichen, jene also, die ihn von allen andern Masernfällen unterscheiden, ausschlaggebend für die Mittelwahl sein (vgl. S. 178). Natürlich sollte das Heilmittel auch die vorhandenen pathognomonischen Symptome der Masern dekken. Wählen wir es jedoch ausschließlich nach diesen aus, so werden wir oft fehlgehen, weil wir die Gewichtung, die Hierarchie der Symptome vernachlässigt haben.
Symptome, die sich eindeutig durch morphologische Läsionen erklären lassen, sind ebenfalls nie hochwertig.
Die *Krankheitsdiagnose* hat den Rang eines Lokalsymptoms (auf wichtige Ausnahmen wie z. B. Myome, Nierensteine etc. wurde im V. Kapitel hingewiesen). Abgesehen davon wird man sie im Repertorium oft gar nicht finden, sondern höchstens einen Oberbegriff wie „Entzündung", „Tumoren" etc.

Nachdem wir einen Fall aufgenommen haben, werden wir in der Praxis folgendermaßen vorgehen: Die Symptome, welche eine gewisse *Konstanz* und *Deutlichkeit* aufweisen, schreiben wir heraus und ordnen sie nach dem Hierarchisierungsschema.
Wenn wir *Fall 1* nun nochmals durchgehen, werden wir demnach folgende Symptome für die Mittelwahl heranziehen: *Knieschmerzen,* zwar ein Lokalsymptom, doch dürfen wir schon annehmen, daß dieses Symptom zum Arzneibild des passenden Mittels gehört. Diese Rubrik ist aber recht groß, und wir können die Auswahl des Simile nicht damit beginnen. Wir werden sie daher erst am Schluß zur Bestätigung heranziehen. Von den näheren Bezeichnungen der Knieschmerzen (Beugen oder Wärme verschlechtern) ist nichts deutlich genug ausgeprägt, um verwertbar zu sein.
Die Tatsache ist zwar interessant, daß der Beginn der Krankheit zeitlich etwa mit einer neuen Bekanntschaft der Mutter zusammenfällt, wodurch für den Jungen Änderungen in den Lebensumständen eingetreten sind. Um sie für die Mittelwahl

verwenden zu können, müßten wir aber genaueres darüber wissen, z. B. ob, und wie stark der Patient unter der neuen Situation leidet. (Grundsätzlich käme hier die Rubrik GEMÜT/Kummer in Frage).
Ganz objektiv ist hingegen die Schwellung der Knie. Die Unfallneigung des Patienten ist zwar auffallend, doch gibt es dafür keine Rubrik im „Kent". Strabismus ist ein Lokalsymptom, das verwendet werden kann. Die in der Kindheit häufigen Ohrenschmerzen sind wohl auf Mittelohrentzündungen zurückzuführen, doch wissen wir darüber nichts Näheres.
Die Wärmemodalitäten sind zu wenig deutlich. Er bevorzugt zwar eher Kälte, Wärme verschlechtert aber nicht. Sonne: Im Syn. Rep. gibt es zwar eine Rubrik „Sonne verbessert", es ist aber fraglich, ob dies in unserem Fall zutrifft. Die meisten Leute, die in einer mitteleuropäischen Großstadt leben, bevorzugen die Sonne und den Sommer. Eine gewisse Launenhaftigkeit ist bei ihm festzustellen. Daß er keine Freunde hat, ist für einen Jungen in diesem Alter ungewöhnlich. Sehr auffällig ist aber vor allem seine große Angst vor einer Atomexplosion (dazu später).
Von den Nahrungsmodalitäten ist das Verlangen nach Salz, Milch und Eiern erwähnenswert.
Bei den Schlafsymptomen ist die Bevorzugung der Bauchlage einigermaßen deutlich. Schlaf scheint sich sehr positiv auf ihn auszuwirken, so daß dieses Symptom allenfalls auch für die Mittelwahl verwendet werden kann. Lachen im Schlaf ist an sich ein hochwertiges Symptom. Wenn dies nur selten vorkommt, ist es jedoch nur bedingt verwertbar. Dann notieren wir noch die ungewöhnlich großen Nasenpolypen und die Leberflecken am Körper. Ferner scheint eine schlechte Wundheilungstendenz zu bestehen. Schließlich verdienen noch das blasse Gesicht und die leise, undeutliche Sprache unsere Beachtung.
Nun wollen wir die Symptome nach ihrer Wertigkeit ordnen: welche von ihnen sind besonders auffallend, sonderlich, ungewöhnlich oder charakteristisch? Was charakterisiert diesen Jungen, was macht ihn unverwechselbar? Daß er auf dem Bauch schläft, daß er schielt, ein blasses Gesicht hat oder leise spricht? – Diese Symptome charakterisieren ihn zwar auch, sind aber keineswegs ungewöhnlich.

Besonders auffallend ist hingegen die für einen 13jährigen ungewöhnlich tief sitzende Furcht vor der Bedrohung durch die Atombombe („morgen könnte kein neuer Tag sein"!). Nicht minder auffallend in dieser Ausprägung ist sein Verlangen nach Eiern. Diese beiden Symptome stehen darum an der Spitze. Die übrigen verwertbaren Symptome ordnen wir nach den erwähnten Gruppen:

Geistes- und Gemütssymptome
- Einzelgänger
- Launenhaftigkeit
- spricht leise und undeutlich

Allgemeinsymptome
- Verlangen nach Salz
- Verlangen nach Milch
- Schlaf bessert
- Bauchlage im Schlaf
- schlechte Wundheilung

Lokalsymptome
- blasses Gesicht
- Leberflecken
- Knieschmerzen
- Knieschwellung
- Nasenpolypen
- Strabismus

Nun gilt es, nach Mitteln zu suchen, welche die zwei Leitsymptome gemeinsam haben. Erst stellt sich aber das Problem, welche Rubrik wir für seine Angst vor Atombomben wählen sollen, denn in dieser Form steht es natürlich nicht im Repertorium. Die Rubrik „Angst" umfaßt über 200 Mittel, ist also viel zu allgemein, ebenso die Rubrik „Furcht". Könnten wir es als Furcht vor drohendem Unheil, Furcht vor dem Tod oder als Angst um die Zukunft bezeichnen? Oder handelt es sich eher um Angst abends, nachts oder im Bett? Nichts von alledem vermag ganz zu befriedigen.
Das Auffallende an dieser Angst ist ja vor allem, daß sie von einem 13jährigen geäußert wird. Würden wir bei einem erwachsenen Menschen eine ähnlich tiefe Angst finden, wäre dies zwar auch ein hochwertiges Symptom, doch käme ihm

nicht ganz dieselbe Bedeutung zu. Die Rubrik *Angst bei Kindern* trifft deshalb den Sachverhalt am genausten. Sie umfaßt lediglich fünf Mittel, was uns etwas vorsichtig machen sollte, da eine so kleine Rubrik unvollständig sein kann. Finden wir darin aber ein Mittel, welches auch das Verlangen nach Eiern beinhaltet und den Großteil der übrigen Symptome deckt, so haben wir das Simile gefunden. Ein Vergleich mit der Rubrik MAGEN/Verlangen/Eier, zeigt, daß *Calcarea* beiden Rubriken gemeinsam ist. Es ist sogar das Hauptmittel von „Verlangen nach Eiern". Calcarea bestätigt sich bei allen Allgemein- und Lokalsymptomen dieses Patienten. Bei den Gemütssymptomen haben wir etwas Mühe, eine passende Rubik zu finden für den Umstand, daß er keine Freunde hat. Hat er vielleicht wegen seiner Launenhaftigkeit keine Freunde? – Wie dem auch sei, wer das Arzneimittelbild von Calcarea kennt, der weiß, daß diese Kinder in der Schulklasse oft etwas isoliert sind. Sie basteln lieber zu Hause oder beschäftigen sich sonstwie allein und finden, was die andern machen, sei „blöde" (vgl. XII. Kapitel).

Der Patient erhielt eine Gabe Calcarea M. Die Mutter berichtete nach fünf Wochen, die Knieschmerzen seien wesentlich zurückgegangen. Er habe rote Wangen, zeige mehr Selbständigkeit und seine Stimmung sei gut. Nach 2 Monaten traten die Kniebeschwerden nach einer ungeschickten Bewegung wieder auf. Die Gabe wurde wiederholt. Kontrolle nach weiteren 2 Monaten: Es gehe gut, er sei fröhlich. Am Knie läßt sich kein pathologischer Befund mehr erheben. Schmerzen habe er nur, wenn er irgendwo anstoße. Nach weiteren 2½ Monaten: gutes Befinden, großer Wachstumsschub. Er ist wieder blaß. Er erhält eine Gabe Calcarea XM. Nach insgesamt einem Jahr wurde eine Röntgenaufnahme der Knie angefertigt; sie zeigte normale Verhältnisse.

Ein weiterer Fall (von M. Frh. von UNGERN-STERNBERG) gibt uns Gelegenheit, die Hierarchisierung der Symptome nochmals zu üben:

Fall 2

Eine 44jährige, etwas pummelige Frau von kleinem Wuchs, blond und blauäugig und dabei von angenehmer Erscheinung,

kommt im September 1982 in die Praxis wegen vieler kleiner Probleme.
Sie war vor 14 Jahren einmal bei mir gewesen wegen einer anhaltenden Magenverstimmung, die ich mit Bismutum subnitricum D4 behandelt hatte. Aufgefallen war mir damals eine Anisokorie, die sie auch heute noch hat. Sie hatte damals auch erzählt, daß sie bewußtlos umgefallen war, als sich der Verlobte in den Finger geschnitten hatte.
Jetzt kommt sie, weil sie plötzlich kalte Hände und kalte Füße bekommt mit Herzklopfen. Dabei wird sie, wie sie sagt, ganz blaß. Und dann hat sie das Gefühl, neben sich zu sitzen oder neben sich zu gehen. Richtig, als ob sie zwei Personen wäre. Seit Jahren hat sie das immer wieder. Eigentlich falle sie damit für die Familie aus. Dabei seufzt sie.
Vor einigen Jahren habe sie eine Tetanie gehabt. – Welche seelische Ursache das wohl haben könnte? Ja, sie hätten 1972 ein Haus gebaut und später umgebaut, das war schon aufregend. Auch habe es viel Streit mit ihrem Mann gegeben. „Seit ein paar Monaten verstehen wir uns gut, zeitweise habe ich aber sehr das Gefühl der Verschiedenheit." Noch etwas? – Morgens kann sie mit dem rechten Fuß nicht richtig auftreten, weil dann ein Schmerz ins Knie zieht. Durch fortgesetzte Bewegung wird es besser.
Auf der rechten Hüfte kann sie nicht gut liegen, die täte dann weh. Sie hat auch Schmerzen, die in die rechte Hand ziehen, sämtliche Gelenke der rechten Hand sind schmerzhaft.
Bei Angstzuständen wird die rechte Hand ganz weiß. Neulich nachts, als sie Auto fuhr, fühlte sie sich plötzlich von hinten angestarrt, so daß sie aussteigen mußte und nachschaute, ob da jemand sei. Ich frage nach dem Ärger. – „Ich wehre mich kaum, ich werde dann ganz ruhig. Weinen muß ich leicht, wenn ich dann traurig bin. Der Ärger sitzt aber fest, es beschäftigt mich immer wieder. Ich mache aber keine Vorwürfe – ich versuche zu verstehen." – Wie es mit Angst bestellt sei? – Ganz schlimm, vor allem beim Alleinsein; sie sei froh, daß sie einen Hund habe. Angst, daß anderen etwas passieren kann. Musik und Ablenkung bessern diesen Zustand. Mit dem Trost scheint es mal so und mal so zu sein. Sie hat 2 Kinder, das eine ist adoptiert.
Sie hat seit Jahren morgens beim Aufstehen Rückenschmer-

zen. Täglich hat sie auf der Haut Bläschen und Quaddeln. Sie hat auch Senkfüße.
Ich frage jetzt die einzelnen Reaktionen durch: Sie ist hitzig, kann die Sonne nicht gut vertragen und wetterfühlig vom Tief zum Hoch ist sie auch. Nebel und Schwüle setzen ihr zu. Sie ist sehr gerne am Meer, verträgt es aber nicht so gut. Am Hals und am Leib hat sie enge Kleidung nicht gern. Lichtempfindlich und geruchsempfindlich ist sie, vor allem gegen Fischgeruch. Fisch mag sie auch überhaupt nicht. Sonst mag sie gern was Scharfes, Würziges, auch Saures sowie Milch, Gemüse, Salate mit Zwiebeln. Sie neigt zu Verstopfung, besonders auf Reisen. Durst hat sie wenig, eher noch auf etwas Warmes; kalte Getränke verträgt sie nicht.
Früher hatte sie viele Anginen, danach lange Akne. Masern und Röteln als Kinderkrankheiten, mit 12 Jahren Typhus. Ihre Mutter hatte Dickdarmkrebs und ist ziemlich possessiv veranlagt. An den Vater kann sie sich nur schwach erinnern, er ist gefallen. Sie ist Einzelkind.
Bei der Untersuchung finde ich Hornhäute an den Fußsohlen, dann die Anisokorie. Sie sagt noch, daß sie einen Juckreiz an der rechten Schulter und am linken Bein hat, und eine relativ frühe Regel.

Welche Symptome sind besonders auffallend, sonderlich, ungewöhnlich oder eigenheitlich? – Da ist sicher die Anisokorie zu erwähnen und das merkwürdige Gefühl, als ob sie zwei Personen wäre. Sonderlich ist auch, daß die rechte Hand weiß wird bei Angst.
Was für sichere Geistes- und Gemütssymptome liegen vor? Sehr deutlich äußert sie die Angst beim Alleinsein und die Angst, daß andern etwas zustoßen könnte, also eine Angst um andere. Auffällig ist auch ihre Reaktion, als der Verlobte sich in den Finger schnitt. War es aus Angst um ihn (also wiederum Angst um andere) oder geschah es eher, weil sie kein Blut sehen kann? Wir wissen es nicht genau. Dann die Tetanie während einer seelischen Belastungssituation. Da dies aber nur einmal aufgetreten ist, können wir dem nicht zuviel Bedeutung beimessen. Dasselbe gilt für die Begebenheit, als sie sich von hinten angestarrt fühlte. Solche Symptome tragen zwar auch bei zum Bild, das wir uns von einem Patienten

machen, für die Repertorisation müssen wir uns jedoch an Gesichertes halten.
Daß sie den Ärger unterdrückt, mag uns noch auffallen. Um die Rubrik „Beschwerden durch unterdrückten Ärger" beiziehen zu können, müßte aber ein klarerer Zusammenhang zwischen unterdrücktem Ärger und ihren psychovegetativen Beschwerden zu erkennen sein. Dies wäre z. B. dann der Fall gewesen, wenn sie spontan selbst eine solche Verbindung hergestellt hätte, oder wenn aus der Befragung hervorgegangen wäre, daß sie zur Zeit des Krankheitsbeginns besonderem Ärger ausgesetzt gewesen war.
Von den Allgemeinsymptomen ist die Abneigung gegen Fisch sehr deutlich; das Verlangen nach Saurem und Gewürztem sowie die Unverträglichkeit von kalten Getränken können wir auch nehmen. Außerdem vielleicht die Verschlechterung bei Wetterwechsel.
An Lokalsymptomen sind zu erwähnen die Hüftgelenksschmerzen rechts, die Schmerzen sämtlicher Gelenke der rechten Hand und die Bläschen und Quaddeln.
Die Hauptbeschwerde der Patientin, ihre Anfälle von Herzklopfen mit Blässe und kalten Füßen und Händen, haben wir noch nicht „untergebracht". Es handelt sich aber nicht um ein auffallendes oder ungewöhnliches Phänomen, denn seine Einzelsymptome stehen miteinander in engem pathophysiologischem Zusammenhang. Deshalb müßte man die Erscheinung als vier Lokalsymptome werten. Anders wäre beispielsweise das Symptom „Hitze des einen, bei Kälte des andern Fußes" zu beurteilen. Für die Kombination dieser zwei Lokalsymptome gibt es keine naheliegende pathophysiologische Erklärung. Ihre Kombination ist also auffallend, sonderlich, ungewöhnlich. Deshalb wäre es völlig falsch, sie als zwei Lokalsymptome zu werten, wie „heiße Füße" und „kalte Füße". Vielmehr könnten wir die Rubrik EXTREMITÄTEN/Hitze/Füße/ein Fuß, Kälte in dem andern (Lycopodium, Pulsatilla u. a.) verwenden und hätten damit einen entscheidenden Hinweis auf das Simile.
Nun beginnen wir mit der Repertorisation: Das Symptom „rechte Hand wird weiß bei Angst" finden wir nicht im „Kent". Wir können nicht erwarten, daß jedes denkbare Symptom oder Syndrom schon einmal beobachtet und geheilt

wurde, denn deren Zahl ist unendlich. Außerdem steht lange nicht jedes bekannte Symptom im „Kent“. Man muß in solchen Fällen unter Umständen weitere Repertorien und umfangreiche Arzneimittellehren konsultieren. Wer das Glück hat, ein ganz ausgefallenes Symptom irgendwo genau gleich beschrieben zu finden, dem ist die Mittelwahl praktisch schon abgenommen[1]), obwohl man grundsätzlich nie auf ein einziges Symptom hin etwas verschreiben soll. Eine Arzneimittelwahl sollte auf mindestens drei guten Symptomen beruhen.

Die andern zwei Symptome, die wir an die Spitze gestellt haben, sind im „Kent“ enthalten. Das Gefühl, als ob sie zwei Personen wäre, steht unter Wahnideen (GEMÜT/Wahnideen/doppelt, er sei). Der Begriff der Wahnidee des Repertoriums entspricht also eher dem volkstümlichen Verständnis als der psychiatrischen Definition, ein Umstand, der beim Gebrauch des Repertoriums ganz allgemein zu berücksichtigen ist (vgl. V. 2.).

Das einzige Mittel, das beide Symptome deckt, die wir an die Spitze gestellt haben, ist Cannabis indica. Wir finden es aber bei keinem der übrigen wichtigen Symptome wieder. Damit haben wir keine genügende Grundlage für dieses Mittel.

Im Syn. Rep. ist die Rubrik des doppelt Seins bedeutend erweitert. Demnach stellt sich Plumbum als zweites Mittel heraus, das beide unserer Spitzensymptome deckt. Bei den übrigen Symptomen suchen wir aber auch Plumbum weitgehend vergeblich. – Haben wir uns in der Hierarchisierung getäuscht?

Wer das Arzneimittelbild von *Phosphorus* kennt, der findet es in diesem Fall ziemlich deutlich wieder. Bei Phosphorus ist die Angst vor dem Alleinsein und die Angst um andere sehr ausgeprägt. Die Abneigung gegen Fisch und das Verlangen nach Gewürztem (im Repertorium *stark* gewürzte Speisen) sind ebenfalls typisch. Mit Ausnahme der Anisokorie und der Unverträglichkeit kalter Getränke sind alle Symptome, die

[1]) Es muß sich dabei aber um eine eindeutige, nicht um eine flüchtige, fast zufällige Erscheinung handeln.

wir für die Repertorisation ausgewählt haben, im Phosphor-Bild enthalten. (Beim Gefühl des doppelt Seins ist Phosphor im Syn. Rep. nachgetragen). Die Anisokorie haben wir offenbar überschätzt. Wir würden uns also zu stark einschränken, wenn wir das Simile nur unter den Symptomen suchen wollten, die uns auffallend, charakteristisch etc. erscheinen. Das Mittel muß immer zum ganzen Fall passen. Dazu kommt, wie schon erwähnt, daß gerade sehr kleine Rubriken ausgefallener Symptome oft unvollständig sind.

Im vorliegenden Fall hat Phosphorus geholfen: „Ich gab eine Dosis Phosphorus C 200, nach 4 Wochen war alles viel besser. Sie ist mit sich und der Umwelt zufrieden. Die Besserung habe nach 8 Tagen eingesetzt. Knie- und Hüftschmerzen sind noch da. Sie kann links auch nicht gut liegen, liegt mit angezogenen Beinen flach auf dem Rücken. Ein Knoten im kleinen Finger war auch verschwunden.

Zwei Jahre später kam sie wieder wegen eines prämenstruellen Syndroms mit Quinckeödemen und neuerlicher Arthropathie. Diesmal gab ich wieder Phosphorus, aber C 1000."

(Beim Quincke-Ödem handelt es sich wiederum um ein typisches Phosphor-Symptom).

Fall 3

Ein Fall von H. Gerd-Witte:

Frau St., geboren 1925. Behandlungsbeginn am 11. 11. 1975. Die Patientin wurde von ihrem Ehemann wegen schwerer, chronischer Kopfschmerzen angemeldet. Sie nahm pro Tag bis zu 8 Kopfschmerztabletten, was allen Beteiligten zu viel erschien. Der letztbehandelnde Krankenhausarzt, ein Chirurg, hatte ihr hinter vorgehaltener Hand empfohlen, es doch mal mit einem Akupunkteur zu versuchen. Die Patientin wandte sich dann an die Ärztekammer, wo ich genannt wurde.

Zur Vorgeschichte: Beginn nach einem Autounfall mit Schleudertrauma im Jahre 1970. Danach viele Krankenhausaufenthalte, u. a. auch in der orthopädischen Uniklinik und ständig wechselnde Konsultationen bei verschiedenen Spezialisten. Alles war erfolglos.

Art der Kopfschmerzen: Beginn in der Stirn, von da Ausbreitung über den Kopf nach hinten zum Nacken und weiter abwärts zum Hals und, wenn es schlimm wurde, über den ganzen Körper. Dabei auch starker Druck hinter dem rechten Auge. Die Kopfschmerzen waren ständig vorhanden, steigerten sich aber gelegentlich bis zur Unerträglichkeit. Auf dem Gipfel der Schmerzen habe sie sich wie ein wildes Tier auf dem Boden gewälzt.

Der Verdacht, daß es sich bei den Kopfschmerzen um Folgen des Schleudertraumas handle, lag nahe. Es waren aber noch andere Ursachen denkbar: schon 2 Jahre vor dem Unfall hatte es familiäre Schwierigkeiten gegeben. Die Schwiegermutter akzeptierte die Heirat ihres einzigen Sohnes mit der Patientin nicht, und diese fand bei ihrem Mann keine Unterstützung. Nachdem der Ehemann das elterliche Geschäft übernommen hatte, mußte er auch noch in das elterliche Haus ziehen. Die Lage verschärfte sich noch dadurch, daß die Patientin von einem Seitensprung ihres Mannes erfuhr. Sie war nach dieser Aufregung tagelang schlaflos, lief als heulendes Elend herum, nahm stark an Gewicht ab und zog sich von allen zurück.

Die Neigung, alles in sich hineinzufressen, hatte sie schon früher gezeigt, nämlich bei dem Tode ihres Bruders, der im Krieg gefallen war. Auch trauerte sie anläßlich des Todes ihres Vaters ungewöhnlich lange. Sie sei sehr mitfühlend.

Nach den Geburten ihrer zwei Kinder war sie lange erschöpft. Nach einer Fehlgeburt mit starkem Blutverlust ebenfalls lange erschöpft. Sonstiges: Seeaufenthalt tue ihr sehr gut, an der See bessere sich alles; sie möge auch gern Fische und Salziges.

Menarche verzögert, Zyklus 35–38 Tage. Hatte schon immer viel Rückenschmerzen. Sie bevorzugt zum Schlafen eine harte Unterlage. Die Patientin ist von Statur groß und kräftig gebaut. Ihre Physiognomie wirkt streng, Haare aschblond, Augen blaugrau. Hände trocken, Haut rauh, Händedruck fest.

Hier stellen wir die deutlich ausgeprägten Gemütssymptome an die Spitze. Die Neigung, „alles in sich hineinzufressen", finden wir im Repertorium unter *stiller Kummer.* Daneben geht aus der Schilderung auch klar hervor, daß die Patientin besonders heftig auf einen Schicksalsschlag reagiert und lange braucht, um damit fertig zu werden. Die dazu passenden Rubriken lauten: *Beschwerden durch Kummer* und *kommt immer zurück auf vergangene, unangenehme Dinge* (GEMÜT/Zurückkommen; engl. dwells). „... Sie war nach dieser

Aufregung tagelang schlaflos ...", also auch die Rubrik „Schlaflosigkeit durch Gram" gehört dazu. Damit steht das Mittel praktisch schon fest. Es gibt aber noch einige gute Allgemeinsymptome, die es durchwegs bestätigen: Verlangen nach Fisch und nach Salz, Besserung am Meer[1]), die Menstruationssymptome (verzögerte Menarche, verspätete Menses) sowie die Tatsache, daß sie gerne auf einer harten Unterlage schläft. Ferner haben wir zwar eine auslösende Ursache, das Schleudertrauma; ihr ist aber in diesem Fall nicht allzu große Bedeutung beizumessen. Würde das gesuchte Mittel in der Rubrik „Kopfschmerzen nach mechanischen Verletzungen" fehlen, könnte dies uns keinesfalls davon abbringen, es trotzdem zu geben. *Natrium muriaticum* steht aber auch in dieser Rubrik.

Die Lokalsymptome sind hier nicht gering zu werten, denn ein Kopfschmerz, der sich in den Hals erstreckt und so heftig ist, daß die Patientin sich „wie ein wildes Tier" auf dem Boden wälzt („wildmachender Kopfschmerz"), ist nichts Alltägliches. Auch in diesen Rubriken ist Natrium muriaticum enthalten. Es ist somit überdeutlich angezeigt.

Weiter heißt es in der Fallbeschreibung:

Wegen des hohen Tablettenkonsums hatte ich zunächst Bedenken, ihr eine homöopathische Arznei zu geben, zumal bei der ersten Konsultation noch nicht alles so klar war. Ich ging zunächst auf den Wunsch der Patientin ein und setzte ein paar Routinenadeln für Kopfschmerzen. Dabei hatte ich Gelegenheit, die Anamnese zu vertiefen. Als das Mittel feststand, habe ich der Patientin den Vorschlag gemacht, alles abzusetzen und ein paar Tage um jeden Preis durchzuhalten. Sie erhielt eine Gabe Natrium muriaticum XM auf die Zunge. Die Patientin mußte danach zunächst viel leiden. Die 3. Nacht war jedoch gut, sie schlief durch und die Kopfschmerzen waren wesentlich gebessert; sie verloren sich in wenigen Tagen vollständig und sind nie wieder in dieser Stärke aufgetreten.

Am 13. 1. 76, zwei Monate nach der Arzneigabe, erschienen die Kopfschmerzen in schwächerer Form wieder; es hatte

[1]) Im Syn. Rep. ist die Rubrik unter anderem durch Natrium muriaticum ergänzt.

wieder häuslichen Ärger gegeben. Tabletten gegen Kopfschmerzen hat die Patientin bis heute (1987) nicht wieder gebraucht. Inzwischen hat sie auch gelernt, mit der Schwiegermutter fertig zu werden. Aus Dankbarkeit besucht sie mich ein- bis zweimal im Jahr und bekommt gelegentlich auch noch mal eine Gabe Natrium muriaticum.

Als nächstes ein Fall von J. KÜNZLI:

Fall 4

Herr T., geb. 1923, Konsultation vom 23. 5. 1970.

Im Februar dieses Jahres empfand er beim Aussteigen aus dem Auto Schmerzen in der rechten Hüfte. Er ließ sich dann vom Chiropraktiker behandeln. Seit dieser Woche gehe es ihm nun besser, aber er hat auch jetzt noch Beschwerden.

Er erzählt weiter, er sei sonst immer gesund gewesen.

Einziges Problem: er sei zu korpulent. Tatsächlich ist er der reinste „Herr Kugelmann". Seit April habe er 3 kg abgenommen, weil er nun abends nichts mehr esse. Er ist jetzt 72 kg schwer und 163 cm groß.

Im Röntgenbild sah man eine Herzdilatation nach links, doch hat er einen deutlichen Blähbauch mit hochgeschobenen Lungenbasen.

Die Hüftschmerzen seien immer morgens beim Anlaufen am schlimmsten gewesen.

Er neigt sonst zu Grippe, aber letzten Winter, als viele Leute sie hatten, habe er keine bekommen. Der Chiropraktiker habe ihm Lebertran empfohlen, aber den liebe er nicht.

Die Hüftschmerzen zogen das Bein hinunter, bis zum Knöchel, krampfartiges Gefühl. „Entkrampfungstabletten" vom Chiropraktiker besserten auch dieses.

Er habe halt etwas Bedenken wegen seiner Hüftgeschichte: Vaters Mutter hatte Gicht und war zuletzt im Rollstuhl. Sein Vater lebt, ist 78jährig und gesund. Die Mutter lebt auch noch, 77jährig. Sie ist korpulent, und ihr gleiche er ganz allgemein mehr als dem Vater.

Ich notiere hier meine Beobachtungen: er ist sehr sauber und adrett, so, wie Arsen beschrieben ist. Er hat graue Haare, aber nicht weiße – die Haare sind fein, nach hinten gekämmt. Er

sieht älter aus, als er ist (er ist jetzt 47jährig). Blaue Augen, schwarze Augenbrauen.
Die *persönliche Anamnese:* in der Schulzeit Heuschnupfen mit Asthma. Er mußte zeitweise die Schule aussetzen. Spritzen und Medikamente nützten nichts. Erst 41jährig halfen ihm dann Tropfen von einem sehr bekannten Heilpraktiker, die er 3 Jahre lang eingenommen habe. Als Junge hatte er Masern, in der 1. Klasse eine Mittelohrentzündung und später wie gesagt ab und zu eine Grippe.
Ich frage nach Verlangen nach bestimmten Nahrungsmitteln. Er nennt Teigwaren und Kartoffeln. Er esse wenig Fleisch, er habe die Sauce lieber als das Fleisch. Ferner liebe er Mais, Bohnen, alle Gemüse, Obst – von letzerem esse er außerordentlich viel, abends, morgens etc.
Ungern habe er Chicorée und Datteln. Als Junge habe er nur Bohnen und Karotten gegessen, alle andern Gemüse hatte er ungern, also Blumenkohl, alle Kohlarten, Lauch, Zwiebeln, Sauerkraut. Auch Käse schmeckte ihm nicht. Seit 24jährig, dem Jahre der Heirat, esse er nun alle Gemüse, da seine Frau sie so gut koche. Ab 30jährig sei er fettleibig geworden.
Nochmals kommt er auf die Hüftschmerzen zu sprechen: sie sind hauptsächlich in der Leistengegend und außen am Bein hinunter bis zum Knöchel. Es waren zeitweise lähmende Schmerzen, d. h. er hatte manchmal plötzlich beim Schmerz keine Kraft mehr im Bein und knickte ein. Manchmal schmerzte es mehr oben, manchmal eher weiter unten. Manchmal war es auch wie ein Kitzeln im Bein, einmal bis zum Fuß hinunter, als er im Bett lag.
Wetterwechsel verschlimmere, und zwar sowohl Wechsel von kalt zu warm als auch umgekehrt. Hitze bessere.
Im April hatte er mal keine Schmerzen. Dann hatte er einen Tag draußen zu tun, es regnete, war kalt, schneite auch zeitweise und windete. Am folgenden Tag kam er kaum aus dem Auto heraus, so schlimm waren die Schmerzen. Da entschloß er sich dann eben zur chiropraktischen Behandlung.
Hände und Füße immer warm, die Füße manchmal fast zu heiß. Er schwitze sofort stark, bei Anstrengung, bei Hitze. Auch seine Mutter hatte das.
Ich untersuchte nun die Hüfte und fand sowohl bei der Abduktion als auch bei der Flexion einen Schmerz im Hüftgelenk,

also typische Zeichen einer Coxarthrose. Es kann noch nicht schlimm sein, da der Schmerz erst in Extremstellungen auftritt.
Er wandere gerne und viel Gehen mache ihm gar nichts aus. Andere Gelenke leiden nicht, es ist nur das rechte Hüftgelenk. Da schaltet er noch ein, er esse sehr gerne Süßes, Bonbons, Schokolade. Das war besonders ausgeprägt als 10–16jähriger.
Nochmals zur *Familienanamnese:* Mutters Mutter starb an Krebs, Vaters Vater an einem „Schlag".
Und nochmals zur persönlichen Anamnese: alle Jahre eine Grippe, hauptsächlich im Dezember oder Februar, mit hohem Fieber (bis 39,3°) aber nur einen Tag lang.
Dann habe er noch einen chronischen Nasenkatarrh, immer verstopfte Nase, eine Hälfte frei, eine „verhockte Sache", mit weißen Krusten, die er heruntergrübeln müsse. Schneuzen nütze nichts. Dies sei Sommer und Winter gleich. Er schnarche deshalb im Schlaf. Auch fließe beim Schlaf manchmal Speichel aufs Kopfkissen, – wenn man abends zu viel und gut aß.
Bei Föhn seien Appetit und Durst gesteigert, auch sei es ihm dann außerordentlich wohl, er hätte Lust, den ganzen Tag zu wandern. Das sei schon so, bevor der Föhn ausbreche.
Beim Steigen habe er Atembeschwerden, er müsse Halte einschalten. Abwärtsgehen aggraviere die Leistenschmerzen, aufwärts gehen mache hingegen nichts. Er habe auch schon Anginen, d. h. Schluckweh gehabt, das letzte Mal vor 3 Jahren.
Der Blutdruck ist 145/100.
Herzauskultation und -perkussion: Töne rein, normal akzentuiert, leichte Dilatation nach links.
Am rechten Oberarm angeborener brauner Fleck, den ich beim körperlichen Untersuchen entdecke. Vorn in der Brustbeingegend 3 Flecken, die an Pityriasis rosea denken lassen. Neu sei auf dem rechten Jochbein auch so ein brauner Fleck entstanden, ebenfalls welche auf den Handrücken.
Keine weißen Halbmonde an den Fingernägeln, außer am Daumen.
Sehr grazile Hände und Füße.
Das waren die Spontanauskünfte. Da ich noch nicht so klar sehe, schließe ich ein *Interrogatorium nach* Kent an:

Hitze nicht so gern, heiße Räume auch nicht. Im Bett habe er im Sommer immer heiß, dann werde die Decke weggeworfen. Bei Hitze schlafe er ohne Decke, dann beginne er aber gelegentlich zu frieren, hole dann die Decke und schlafe nachher weiter.

Er schläft abends sofort ein. Er gehe immer früh zu Bett, lese noch einen Moment, dann sei er weg. Wie er Sonne ertrage? Direkte Sonnenbestrahlung auf den Kopf habe er nicht gern, er trage daher immer einen Hut.

Sein Schlaf ist tief. Mond hat keinen Einfluß, eine schöne Mondnacht mache ihm Freude. Scheine das Mondlicht ins Schlafzimmer, schlafe er trotzdem gut. Kriege er kalt am Kopf, so mache das Kopfweh.

Wie er das Haareschneiden ertrage? Macht ihm nichts.

Von kalten Füßen könne es eine Angina geben.

Feuchtigkeit? Macht ihm nichts.

Baden? In der Badewanne nicht zu heiß.

Naßwerden am Kopf macht nichts.

Naßwerden der Füße auch nicht.

Wind egal, außer starker Wind, der mache Kopfweh.

Er leide sehr an stinkendem Fußschweiß. Er müsse täglich die Füße waschen. Das sei sein schlimmstes Übel im Militärdienst gewesen. Gedächtnis gut.

Wunden heilen gut, eitern nicht.

Wie er geschlossene Kragen ertrage? Er trage auch im Sommer immer Hemd und Kravatte.

Gürtel? Egal.

Blitz? Ungern, Angst.

Hohe Plätze? Bei Geländer keine Angst. Oben auf der Leitungsstange (er ist Elektromonteur) keine Angst, keine Schwindelgefühle. Aber in den Bergen, an steilen Abhängen: Nein, ungern, Angst.

Nebel: bei Wanderungen sogar gern.

Er wandere, wie gesagt, sehr gerne.

Im Büro und im Schlafraum meist offene Fenster, er liebe die frische Luft.

Zugluft sogar gern, aber jetzt meide er sie.

Langes Stehen egal.

Langes Sitzen? Da lehne er eben an. Das tue er nicht so gern, er stehe lieber.

Ohnmachten? Mal eine bei heißem Wetter, gerade nach dem Blutspenden.
Warzen: keine. Nie Hautausschläge gehabt.
Gehen: gemütlich.
Tempo beim Essen mittelrasch bis rasch, je nach Hunger.
Tempo bei der Arbeit dito.
Sei plötzlich viel Arbeit auf einmal vor ihm, werde er nervös. Knien? Ertrage er nicht lange, die Knie täten ihm rasch weh.
Beim Schlafen liege er auf dem Rücken oder auf den Seiten. Bei akuten Hüftschmerzen ertrage er das Draufliegen nicht.
Im Bett suche er oft kalte Plätze wenn er heiß habe, er drehe und wende sich dann viel.
Ein mittelhartes Bett sei ihm am liebsten.
Er schlafe mit dem Kopf eher tief, eventuell den Kopf auf einem Arm, die Beine in allen möglichen Lagen, kalte Plätzchen suchend.
Welche Jahreszeit für ihn die schlechteste sei? Der November, fürs Gemüt, und wegen der Kälte und Feuchtigkeit.
Welche Tageszeit? Das Aufstehen morgens machte ihm früher Mühe. Heute sei er mit Tagesanbruch wach, gut ausgeruht. Steht dann auf, ißt einen Apfel, trinkt einen Schluck Mineralwasser, geht dann wieder zu Bett und schläft nochmals.
Er arbeite ungern bei Dunkelheit morgens, lieber dann, wenn es richtig Tag sei.
Er habe Freude an der Natur, am Photographieren, am Lesen, am gemütlichen Zuhausesein; langweilig sei es ihm nie.
Morgens habe er keinen Appetit. Das sei schon immer so gewesen. Zwischenappetit aber immer, auch nach dem Abendessen werde noch ein Apfel genossen, oder Schokolade, Biskuits, ja sogar Brot und Wurst oder noch ein Teller Suppe.
Fasten erträgt er.
Esse er viel, gebe das ein Völlegefühl.
Er habe einen 1a-Magen.
Er esse viel Brot, schon immer, zu jeder Mahlzeit.
Butter verträgt er schon, Käse auch, Konfitüre auch.
Fisch? Nein!
Poulet? Nein, auch ungern.
Kutteln auch ungern. Lieber Wurst.
Schon der Geruch von Fisch sei ihm unerträglich.

Geruchsinn o.B.
Auch Fleischgeruch nehme ihm den Appetit total. Oder er müsse sogar erbrechen.
Speck geht, Eier auch; ebenso Sauerkraut, Salat und Eiscreme.
Er esse gerne gut gewürzt, sei es mit Salz, oder Gewürzen, Gurken, Kapern, Mayonnaise.
Fett auch gerne und er verträgt es.
Bittere Dinge? Kein Verlangen.
Saures auch gerne, sowie Süßes.
Milch hingegen ungern (schon immer).
Nach Bohnenkaffee schlaflos.
Tee egal.
Bier, Wein egal. Aber eigentlich habe er Alkohol ungern.
Er gibt immer präzise und rasche Antworten.
Ein Schläfchen tue wohl.
Träume selten.
Kinder haben sie keine, er sei kein Kinderfreund. Ein Kind aus erster Ehe sei da.
Alleinsein ertrage er sehr gut. Hingegen Menschenmassen habe er nicht mehr gern, und Lärm auch nicht.
Musik gerne.
Eifersucht keine.
Trost „nütze nichts".
Als er damals den Bericht erhielt, es handle sich um eine Arthrose des Hüftgelenks, wollte er einen Tag lang allein sein, er studierte daran herum. Das war ja schon nicht gerade erfreulich, wo er so gerne wandere. Es hieß damals, in einem Jahr könne er nicht mehr gehen. Nach diesem einen Tag sei die Krise aber überwunden gewesen. Er sei nicht gerade suggestibel; er bilde sich seine eigne Meinung und lasse sich nicht so leicht „ins Bockshorn jagen".
Ich frage nach Ängsten. Er sagt, wenn er mit dem Auto wegfahre, habe er zuerst immer etwas Angst, aber wenn er dann abgefahren sei, sei auch die Angst weg.
Ich frage, wie er auf Widerspruch reagiere. Sei derselbe unberechtigt, so brause er energisch auf.
Er neige selbst nicht zum Widersprechen.
Gemüt gut. Weinen nicht so rasch.
Wie er auf Beleidigungen reagiere? Solches vergesse er lange

nicht, vielleicht das ganze Leben! Solche Leute meide er nachher.
Er halte mit seiner Meinung nicht hinter dem Berg, sage sie frei heraus. Ich frage nach dem Schönsten, das er bisher erlebt habe. Er sagt, er habe sehr viel Schönes erlebt.
Und an Traurigem? Da erwähnt er seine Jugend: Seine Eltern verstanden sich nicht. Er hatte immer Angst, heim zu kommen, da zuhause Streit war. Das Schönste war, als er 24jährig das Elternhaus verlassen konnte.
Ich frage noch nach Durst. Ja, viel Durst, immer.
Zum Essen trinke er immer.
Ich schaue noch die Zunge an. Sie ist breit, sauber, einzig zuhinterst ist sie gelb-grünlich.
Kein trockener Mund nachts.
Stuhlgang o. B., Urin auch o. B.
Zähne nicht besonders gut, alles ist plombiert. Einmal hatte er einen Eiterzahn, der vor 5 Jahren extrahiert wurde.
Rauchen mäßig, eventuell werde es ihm davon schlecht.
Keine Reisekrankheit.
Flugreise? Angst vor so etwas.
Kraft in den Armen normal, in den Beinen ebenfalls.
Wettlauf? Da war er immer Ia.
Als die Hüftschmerzen arg waren, mußte er jeden Tag mit 2 Schmerzpillen zur Arbeit gehen. Sonst hätte er zuhause bleiben müssen, da Gehen unmöglich war. Auch fuhr er damals immer mit dem Auto zur Arbeit.
Ich bestelle noch die Röntgenbilder zur Einsicht. Tatsächlich ist eine Coxarthrose rechts zu sehen: Porose des Gelenkkopfs, eine Usur am Gelenkskopf angedeutet.
Weiter ist eine Spondylolisthesis vorhanden. Und eine Chondrose der Bandscheibe zwischen L5 und S1.
Die Schmerzen das Bein hinunter könnten wohl auch von der Spondylolisthesis und der Chondrose herrühren. Die Coxarthrose ist ja erst im Anfangsstadium.

Was ist bei diesem Patienten auffallend, sonderlich, ungewöhnlich? Bereits an seinem Äußeren fallen einige Zeichen auf: Er hat grazile Hände bei korpulentem Körperbau, seine Fingernägel weisen keine Halbmonde auf, er ist sehr sauber gekleidet. Er sieht älter aus als er ist und hat braune Flecken, am rechten Oberarm schon seit Geburt, im Gesicht und an den Handrücken sind später welche dazugekommen. Außerdem hat er einen Blähbauch und seine Antworten sind rasch und präzise. Dies spricht alles für *Lycopodium.*

Läßt sich dieses Mittel auch an den übrigen, wichtigen Symptomen bestätigen? Er hat Speichelfluß im Schlaf (MUND/Speichelfluß); Lycopodium ist hier ergänzt. Auffallend sind auch die Kopfschmerzen, welche durch Kälte am Kopf entstehen, und die Kopfschmerzen von starkem Wind. Beim ersten dieser Symptome fehlt Lycopodium, beim zweiten („Kopfschmerzen durch Fahrtwind") ist es dabei.

An Gemütssymptomen sind die Verschlechterung, ja, Zorn durch Widerspruch sowie die Angst vor Gewittern zu erwähnen. Für ersteres ist Lycopodium bekannt; bei letzterem ist es nachgetragen. Wenn der Patient sagt, Trost „nützt nichts", können wir dies nicht als Verschlechterung durch Trost werten. Vielen Männern geht es gegen den Stolz, sich trösten zu lassen, weshalb sie eine ablehnende Haltung dazu einnehmen. Würde er sagen: „Bei Trost muß ich weinen", oder „... das ärgert mich richtig", wäre die Sachlage anders.

An Allgemcinsymptomen ist die Verschlechterung durch kalte Füße zu erwähnen und die Nahrungsmodalitäten, von denen wir nur die wichtigsten berücksichtigen wollen (Abneigung gegen Fleisch, Fisch, Milch, Verschlechterung durch Kaffee). Wir können auch die Abneigung gegen Kohl und Zwiebeln dazunehmen, denn Symptome, die in der Kindheit ausgeprägt waren, sind nicht bedeutungslos.

Außer bei der Abneigung gegen Fisch finden wir Lycopodium bei all diesen Symptomen. (Vielleicht wurde der Patient als Kind mit Lebertran bedrängt und kann deshalb den Fisch nicht riechen. In diesem Fall wäre das Symptom erklärbar und damit für die Mittelwahl nicht wichtig). Wir finden also Lycopodium fast durchwegs bestätigt.

Das Mittel wurde in der XM-Potenz gegeben.

Verlauf:

Bis Februar 1973 ab und zu Bericht, es gehe Ia, keinerlei Schmerzen mehr.

Im *Februar 1973* nun *linke* Hüfte schmerzhaft, vom Rücken über das Gesäß zum Oberschenkel außen und zum Knie hinunter, speziell beim Aufstehen vom Sitzen. Durch Gehen besser.
„Einrenkung" durch den Chiropraktiker.
Gestern den ganzen Tag geruht, heute deshalb besser.
Hinkt aber beim Hereinkommen.
Seit ungefähr 3 Wochen tue es ihm mal da, mal dort weh.
Dreht er sich nach links, sackt er zusammen.
Nach meiner Meinung wohl Spondylolisthesisschmerzen.
Ich gebe dasselbe Mittel wie 1970, in der gleichen Potenz.
Danach wieder bestens bis *Mai 1974.* Da seit ein paar Tagen wieder Hüftschmerzen, wenn er leicht vorgebeugt steht, ausstrahlend zum Steißbein.
Das Wetter ist feucht und kalt.
Mittel? Wieder dasselbe wie 1973, nur diesmal die höhere Potenz (CM).

Im *November 1974* „Spüre Hüfte wieder". Wieder dasselbe Mittel, dieselbe Potenz wie im Frühjahr.
Dann sehr gut bis *1977.* Da stürzt er die Treppe hinunter, Schienbein- und Wadenbeinbruch rechts. Verschraubung. 6 Wochen Gips, 3 Wochen liegen, hernach diagnostiziert sein Hausarzt „Knochenschwund". Was er machen solle? Schmerzen keine, Hüften immer Ia.
Ich gebe ihm *Symphytum C 30.*
1 Monat später alles o. B.
November 1977 o. B.

5. 3. 1979 Schrauben entfernt. Nun linkes Knie schmerzhaft, lateral heiß und sackt plötzlich ein. Linkes Knie auch etwas dicker als rechtes. Vom Krankenhaus, wo man die Metallteile entfernte, erhielt er dafür Analgetika, von welchen er aber einen Hautausschlag bekam. Daher kommt er wieder zu mir. Ich gebe ihm dasselbe Mittel wie schon immer, andere Potenz (C 200).

24. 4. 79 nun Fußrist geschwollen und schmerzhaft auf der Seite, wo vorher das Knie weh tat. Das letztere nun wieder o. B. Wieder dasselbe Mittel, dieselbe Potenz.

23. 5. 79: Drückt er die linke Großzehe nach oben, tut das weh; auch mal da, mal dort Schmerzen. Am Knie immer noch ein kleines Säckchen lateral, ohne Schmerz.
Nochmals selbes Mittel, aber etwas höhere Potenz (M).
Danach wieder alles o. B. bis heute.

Jetzt, *1984*, höre ich von ihm, es gehe ihm I a, keine Schmerzen. Er geht frei und unbeschwert weiter auf seine Wanderungen und schickt mir nun einen neuen Patienten mit Beschwerden, wie er sie 1970 gehabt hatte und welche ich ihm so gut weggebracht habe.

Fall 5
Dieser Fall stammt von FWPH Sohn,
Am 2. 4. 84 kommt eine Bäuerin aus Schleswig-Holstein zur Erstkonsultation. Sie ist fast 60 Jahre alt, pyknisch, kräftig, freundlich, macht einen gesunden Eindruck, lacht, hat blaue Augen und weißes Haar. In kurzen, knappen Worten schildert sie ihre Beschwerden: Seit 20 Jahren „Gicht" in den Finger- und Fußgelenken. Beschwerden hatte sie aber schon als junges Mädchen gehabt (es war Krieg und sie hatte viel auf dem Bauernhof arbeiten müssen). Es begann alles mit Kribbeln in den Fingern. Zuerst wurde sie auf Rheuma behandelt, später auf Gicht. In den letzten 7 Jahren ist die Krankheit nicht schlimmer geworden, und der Harnsäurespiegel ist jetzt gut. Schmerzen besonders nachts. Wärme bessert (sie zieht nachts Handschuhe an). Wenn die Finger kalt werden: Steifheit und Stechen. Sie hat nicht viel Kraft in den Fingern. Ruhe bessert; Stricken verschlimmert. Bei wenig Arbeit wird die Hand dünner. Sommer und Sonne sind für die Finger besser; kaltes Wasser verschlimmert. Der Schmerz ist auf die Fingergelenke beschränkt, rechts stärker als links. Am schlimmsten ist das Mittelgelenk des rechten Ringfingers betroffen. Während der Schwangerschaft war übrigens alles besser: sie hatte kein Kribbeln in den Fingern und konnte sogar stricken. – Seit der Schwangerschaft (1. Kind) hat sie auch Krampfadern (nur rechts), und es kam mehrmals zu Venenentzündungen. Im Winter trägt sie jetzt Stützstrümpfe. – Aus der Eigenanamnese: Masern als Kind. Mit 10 Jahren: Strabismus rechts operiert. Menarche mit 14½. Im 16. LJ: Appendektomie und Be-

ginn der Fingerbeschwerden. Geheiratet mit 25. Ein Jahr später Fehlgeburt (3. oder 4. Monat). Partus mit 27 und 29 Jahren. Mit 33: zusammen mit den Kindern Mumps. Vom 47.–52. LJ: Klimakterium. Mit 48: Verschleiß der HWS und LWS festgestellt; Pneumonie, die nicht richtig auskuriert wurde, deshalb zur Kur. Mit etwa 49: Stirnhöhlenvereiterung. Mit etwa 50: 2mal Abrasio (o. B.) wegen Blutungen in den Wechseljahren. Mit 50 wieder zur Kur wegen der Lunge. Ein Jahr später Fraktur des rechten Handgelenks. Mit 52: wieder zur Kur wegen der Lunge. Mit 57: Angina. Ein Jahr später: Bronchitis und Fraktur des linken Handgelenkes (ein weiteres Mal ausgerutscht). – Die Familie war immer gesund gewesen.

Medikamente: In Erwartung der homöopathischen Behandlung hat sie alle Medikamente seit ca. 4 Monaten von sich aus abgesetzt (Felden 20, Digipuls norma 1/8, Adumbran). Impfungen (Pocken) waren ohne Komplikationen.

Allgemeine Angaben: Sie friert nicht leicht, mag aber lieber warm.
10 Jahre lang in die Sauna gegangen, Wechselbäder zu Hause, geht einmal in der Woche schwimmen. Früher täglich 5–8 km gelaufen, selbst bei 20° Kälte 4–5 km. Radfahren gerne, geht gerne in frischer Luft spazieren. Sonne: gut (keine pralle Sonne). Jahreszeit: naß-kalte schlimmer. Wind/Sturm: ±; Gewitter: Angst bei Gewitter. Zugluft: bekommt steifen Hals. Morgens ist sie gleich frisch, kein Nachtschwärmer. Sie legt sich mittags hin (13–14 Uhr). Ist immer dick gewesen (bei der Heirat 157 Pfund gewogen). – Sie braucht viel Schlaf; Einschlafen sogleich, Schlaf ruhig, Aufwachen gegen 5 Uhr (Nykturie). Träume: ±; Position: rechts. Schläft im allgemeinen durch, früher Schlafmittel. – Hat jahrzehntelang auf dem Bauernhof gearbeitet. Gesellschaft: + (mit dem Ehemann). Ärger: nein. Weinen: „dicht am Wasser gebaut"; hat hinterher wieder Luft; auch Weinen vor Freude. Trost: sie hat keinen Kummer. Sie tanzt gerne. – Appetit: es schmeckt. Morgens ißt sie 1½ Brötchen. Ißt viel Rohkost. Aversionen: Schnecken. Verlangen: alles. Süß: nein. Salz: nicht mehr. Sauer: +. Fett: nein. Milch: +. Eier: 1 pro Tag. Eis: ±. Eintopf, Gemüse: +. Aufschnitt: nein. Brot: Vollkornbrot. Magenbeschwerden: nein.

Durst: +. Eiskalte Getränke: nein (wegen der Bronchien). – Verdauung: gut und regelmäßig. Blähungen: nein. Leber/Galle: o. B. – Kopfschmerzen: selten. Schwindel: nein. Trägt starke Brille. Herz: keine Beschwerden. RR: 150/80. – Seit der Geburt eine Warze in der rechten Nasolabialfalte.

Therapie: Einzelgabe am 4. 4. 84 und wöchentlich Placebo. Schon am 26. 4. berichtet die Tochter: „Pulver sind ihr ganz toll bekommen; sie ist ruhiger geworden, sie schläft ausgezeichnet. Die Hände sind ganz gut; sie konnte Fenster putzen wie noch nie. Sie ist viel ausgeglichener und fühlt sich wohl."
Am 4. 6. berichtet die Tochter: „Der Mutter geht es blendend. Sie ist jünger geworden. Macht jetzt Dinge, die sie sonst nicht machen konnte (z. B. Hausputz). Keine Schmerzen mehr, alles ausgezeichnet." –
Bericht am 21. 6.: „jetzt wieder Kribbeln in den Fingern". Das homöopathische Mittel wird wiederholt, und weiter Placebo.
Bericht am 19. 7.: „Geht jetzt wieder besser, vor allem die Hände". – Die gute Wirkung hielt an. Selbst bei einer erneuten Konsultation am 15. 7. 85 zeigte sich keine Notwendigkeit einer Arzneimittelwiederholung. – Welches Mittel half?

Zwei bekannte Gemütssymptome fallen uns auf: Das Weinen vor Freude und die Angst bei Gewitter. Ungewöhnlich in dieser Ausprägung ist das Verlangen nach Bewegung. Weiße Haare bei einer knapp 60jährigen entsprechen auch nicht der Norm, sie muß also früh ergraut sein (KOPF/Haar/wird grau). Auffallend ist auch die Warze im Gesicht. In der persönlichen Anamnese ist die zweifach rezidivierende Pneumonie wichtig; sie heilte offenbar nie ganz. Wir verwenden dazu die Rubrik BRUST/Entzündung/Lunge/vernachlässigt.
Diesen fünf Rubriken ist nur ein Mittel gemeinsam: *Lycopodium.* Dieses ist im Syn. Rep. bei den beiden Gemütssymptomen ergänzt; dort findet man außerdem die Rubrik „Verlangen nach Bewegung", die für unseren Fall genauer ist als die Kent-Rubrik „Besserung bei Bewegung". Bei den Allgemeinsymptomen „Fettleibigkeit" und „kalte Getränke verschlechtern" ist Lycopodium auch dabei.
Wir finden es außerdem noch bei den Lokalsymptomen EXTREMITÄTEN/Schmerz/Finger/Gelenke/gichtisch (engl.

gouty), „Wärme bessert die Fingerschmerzen“ und „Steifheit der Finger“. Die Wahl ist also gegeben.

Hier ein akuter Fall von J. Künzli:

Fall 6

Frau H., 40jährig, konsultiert mich am Montag den 10. 3. 86. Sie erzählt, am Samstag vor 2 Wochen sei ihr Urin bräunlich gewesen und habe gestunken. Sie empfand starken Reiz zum urinieren, sie hätte alles wegreißen mögen. Das Urinieren tat weh.

Am Mittwoch darauf habe sie dann von ihrem Arzt Mittel bekommen. Am Donnerstag kam blutiger Schleim im Urin, und Blutfetzchen waren zu beobachten. Das aber nicht im ersten Urin, sondern erst nach der ersten (unauffälligen) Portion.

Sonntag noch keine Besserung. Urin wolkig.

Montag und Dienstag der folgenden Woche nun besser, Urin nicht mehr blutig, Beschwerden besser.

Dienstag Abend Menses.

Freitag wieder starke Aggravation. Aber nicht beim ersten Lösen, sondern erst bei der 2. oder 3. Portion.

Sie bekommt andre Medikamente von ihrem Arzt.

Samstag besser. Sonntag wieder schlimmer: nach dem 1. Urin immer mehr Beschwerden den ganzen Vormittag hindurch. Der erste Urin war noch ohne Beschwerden abgegangen. Aber wieder erst Beschwerden bei den weiteren Portionen. Sie begann dann viel zu trinken, wodurch die Beschwerden abnahmen.

Seit Donnerstag alleweil Durst und trockener Mund. Verlangen nach lauen Getränken.

Montag dann eben Konsultation bei mir, da ihr Arzt abwesend ist. Sie schildert ihre weiteren Beschwerden:

Schweißausbrüche, Füße kalt.

Hatte als Kind einmal Cystitis. Vor 20 Jahren einmal auf den Nieren Schmerzen, die man mit Tabletten wegbrachte.

Auch jetzt Schmerz lumbal links. Beim Liegen ausstrahlend zum li. Bein. Schon seit Weihnachten 1985 oft Stechen im Leibe, von unten, von der Blasenregion aus. Rechts vermehrt.

Berührung und kalte Füße aggravieren diese Leibschmerzen. Allgemein ungutes Gefühl, seit sie so akut krank ist.
Stuhl: letzte Portion „naß", z. T. schleimig, 2mal war er fast grün. Er sei eigentlich jedes Mal anders. Das erst seit der akuten Cystitis.
Vor 3 Wochen hatte sie wegen Ischias links Medikamente von ihrem Arzt. Der Schmerz war abwechslungsweise auch rechts. Auch damals dieses Stechen im Abdomen dabei.
Ich notiere hier meine Beobachtungen: Der Oberkörper ist mager, aber außerordentlich breites Becken. Gesicht blaß-gelblich-braun. Trägt Brille. Sehr zartes Aussehen.
Sie fährt weiter: sie habe überhaupt öfter Bauchschmerzen. Wenn der Urin stinke, kämen immer auch andre Beschwerden. Der Geruch sei wie Stuhlgang, oder wie von etwas Geröstetem oder Verbranntem.
Schwitzen und Frieren wechseln nun ab.
Die Moral sei sehr unten. Sie könnte alleweil weinen und fängt auch beim Erzählen hier zu weinen an. Das sei erst seit Donnerstag so schlimm.
Sie fühle sich müder als sonst.
In der Sprechstunde spürte sie ein Klemmen in der li. Nierenregion, welches vorher eher ein Stechen gewesen war.
Ich notiere hier noch weiter: Haare braun, reichlicher Haarwuchs, zart und fein. Grüne Augen.
Appetit nicht schlecht.
Sie trägt noch nach, nachts könne sie bis 3 Uhr, 4 Uhr morgens gut schlafen, ohne Urindrang, was sie merkwürdig dünke.

Welches sind hier die auffallenden, sonderlichen und ungewöhnlichen Symptome?
Halten wir fest, daß der Urin blutig, bräunlich und stinkend ist. Das sind objektive Dinge und wir dürfen wohl erwarten, daß das Heilmittel diese Eigenschaften besitzt. Doch können wir die Mittelwahl nicht mit diesen Symptomen beginnen, denn bei einer Cystitis sind dies keine auffallenden, sondern mehr oder weniger zu erwartende Erscheinungen. Dazu kommt der rein praktische Grund, daß die entsprechenden Rubriken ziemlich groß sind und deshalb mehrere Mittel gemeinsam haben.
Die guten Symptome liegen – so Künzli – „abseits vom

Brandherd". Gerade bei akuten Krankheiten ist dies zu beachten. Wo finden sich in unserem Beispiel demnach Symptome, die nicht zur Cystitis gehören, aber dennoch Teil der akuten „Verstimmung der Lebenskraft" dieser Patientin sind? Was unterscheidet diesen Fall von anderen Cystitis-Fällen?
Die Patientin sagt, sie könne alleweil weinen, und sie weint sogar beim Reden über ihre Krankheit. Dies nun ist auffallend und ungewöhnlich – zumindest tut dies nicht jede Cystitis-Patientin. Ein weiteres auffallendes Symptom „abseits vom Brandherd" ist der Stuhl, der jedes Mal anders ist, in der Sprache des Repertoriums also wechselnd. Diesen zwei Rubriken ist nur *Pulsatilla* gemeinsam; in beiden erscheint es zudem im 3. Grad. An seiner Wahl ist also kaum noch zu zweifeln. Eine Bestätigung für dieses Mittel liefert auch der Umstand, daß die Leibschmerzen durch kalte Füße verschlechtert werden (siehe ALLGEMEINES/Kälte/Kaltwerden/Füße). Auffallend ist eigentlich auch der Durst, den sie hat, doch ist diese Rubrik viel zu groß, um irgend eine Auswahl zu erlauben. Durst ist nicht typisch für Pulsatilla, dieses Mittel ist vielmehr für das Gegenteil (Durstlosigkeit bei trockenem Mund) bekannt. Immerhin steht Pulsatilla im ersten Grad auch in der Rubrik MAGEN/Durst.
Nach einer Dosis Pulsatilla C 200 wurden die Blasenbeschwerden rasch viel besser. Zur Normalisierung des Stuhls war nach 40 Tagen noch eine 2. Gabe erforderlich.

Es ist schwierig, allgemeine Regeln für die Hierarchisierung aufzustellen. Die Reihenfolge Geistes- und Gemütssyptome, Allgemeinsymptome, Causa, Lokalsymptome, dient wohl als Richtlinie; entscheidend ist aber, daß aus all diesen Gruppen gewisse Symptome als auffallende, ungewöhnliche, eigenheitliche etc. ganz an die Spitze gestellt werden können und müssen. Es braucht viel Erfahrung und wohl auch etwas Intuition, um rasch und sicher das Wesentliche eines Falles zu erkennen. Als Anfänger wird man sich darin leicht täuschen. Es ist deshalb sehr lehrreich, Besprechungen von erfolgreich verlaufenen Fällen zu studieren.
Daß tatsächlich erst auf das passende Mittel eine befriedigende Reaktion eintritt, mag folgender Fall von J. KÜNZLI verdeutlichen:

Fall 7
Am 5. Januar 1970 erhalte ich folgenden Brief von einer Kollegin. Sie meldet mir eine 1954 geborene Patientin an.
Sie schreibt: „Im Mai 1968 sah ich das Mädchen zum ersten Mal mit folgender Angabe: 2 Jahre zuvor hätten die Beschwerden angefangen: Schmerzen im Hinterkopf, zugleich Atemnot und große Blässe, dazu wenig subfebrile Temperaturen. Der Hausarzt verschrieb Madribon.
4 Wochen später wieder so ein anfallsartiges Ereignis in derselben Weise. Der Hausarzt gab Hydergot. Sie hatte dann eine Sehstörung, wußte dabei nicht recht, wo sie war, wußte nicht, wozu ein Jäckchen gebraucht wird und erkannte nicht, was es für ein Gegenstand war.
Sie war dann ca. 3 Wochen im Kinderspital; man vermutete zunächst einen Tumor, konnte dies aber nicht bestätigen. Man sprach dann von einem Virusinfekt; in dieser Anfallszeit sei das Hirn nicht gut durchblutet. Der Kinderarzt gab dann Insidon. Daraufhin trat aber eine allgemeine Verschlechterung ein.
Geimpft gegen Pocken, Polio 1957, 61 und 62,
1960 außerdem gegen Diphtherie, Tetanus und Pertussis.
1960 Mantoux negativ, daraufhin Tbc-Impfung.
1959 Masern. Wenig später Tonsillektomie.
1961 Röteln.
1965 Scharlachbazillenträgerin; daraufhin Antibiotika.
Im April 1968 erstmals eine Spur Periode.
Ca. alle 4–6 Wochen sei diese dann aufgetreten, verbunden mit großer innerer Unruhe (will z. B. Ordnung machen, bringt aber keine zustande, sondern macht auffallende Unordnung, macht dann in der Schule so viele Fehler, daß sie zu Hause behalten werden muß, Fehler, die sie sonst nicht macht). In dieser Zeit Verhältnis zur Schwester gestört. Auch schläft sie an diesen Tagen schlecht bis fast gar nicht. Dieser Zustand dauert jeweils ca. 10 Tage.
In der Anfallszeit (also nicht bei der Periode, sondern dann, wenn sie die Kopfschmerzen im Nacken hat etc.) ist sie choreatisch unruhig, nicht richtig ansprechbar, wechselt dann rasch von Blässe zu Röte.
EEG wurde im Spital gemacht, kein abnormer Befund.
In dieser gestörten Zeit eine stark belegte Zunge.

Ich gab ihr die Nosoden der durchgemachten Impfungen und Krankheiten von D30 bis D1000. Im Oktober 1968 Sepia, im Dezember 1968 Cimicifuga und zwar jeweils als Injeel von D12–D200 in einer Ampulle. Später mal Graphites, im März 1969 Pulsatilla.

Nun, jetzt im vergangenen November bekam sie ein Pfeiffersches Drüsenfieber mit Drüsenschwellungen am Hals und typischem Blutbild. Ich gab ihr die Nosode Pfeiffer. Am 3. Dezember 1969 brach dann ein ganz schwerer Verwirrungszustand aus mit lautem Reden, totaler Schlaflosigkeit, starker Aggressivität (bei ihr, die sonst eher scheu war); redete wild, wirr durcheinander, tagelang.

Wieder fiel dabei auch diese Labilität der Durchblutung auf, zeitweise glühend heißes Gesicht, rot wie eine Laterne, dann wieder Zeiten, wo sie sehr blaß war.

Mal viel zu warm, dann wieder ‚verfroren'.

Dauernd leichte Temperaturerhöhung, aber erst seit dem Pfeiffer.

Menses immer zu spät. Als diese dann kamen, war sie wieder normal, zwar etwas irritabler und schreckhafter als früher.

Heute nun sagt mir die Mutter (also 5. Januar 1970), daß sie wieder verwirrt ist und plappert, nicht gar so schlimm wie letztes Mal, aber wieder in der Mitte zwischen 2 Perioden.

In großen Zügen also: Menses immer verspätet; wenn sie mal da sind, ist es besser (Lachesis tat's auch nicht).

Man hat den Eindruck, daß offenbar mal ein enzephalitisartiger Zustand zu Beginn da war. In derselben Richtung, vielleicht in diesem Falle steuernd, die dreimalige Polioimpfung, und nun mit diesem ganz schweren Verwirrungszustand das Pfeiffersche Drüsenfieber mit enzephalitischer Reizung, offenbar verantwortlich für die besondere Stärke dieser kranken Zeit im Intermenstruum? In dieser schweren Zeit habe ich 2mal Blutegel gesetzt, einmal im Nacken und einmal sakral, und auf der Innenseite der Oberschenkel. Außerdem gab ich ihr mal Hyoscyamus und Stramonium. Alles ohne Erfolg.

Was meinen Sie dazu? Wir möchten doch verhindern, daß daraus ein Zustand von schwerer Geisteskrankheit wird, weil diese Pubertätssache nicht in Ordnung kommt. Nochmals: zwischen dem gewöhnlichen, eher scheuen Gehabe von vorher und der jetzigen Aggressivität, die man, wenn der Geistes-

zustand klar wäre, als „frech" bezeichnen müßte, ist ein so auffallender Unterschied. Die Familie hat 4 Kinder; es sind ruhige, recht gute, redliche Menschen, einfaches Milieu, Erziehung war und ist gut.
Die Patientin ist schwarzhaarig, macht einen phlegmatischen Eindruck, ist auch ein starkes Phlegma. Sie war bis dahin immer außerordentlich willig, der Mutter anhänglich; jetzt am aggressivsten gegen sie, fühlt sich aber dabei selbst nicht wohl in ihrer Haut und ist unglücklich."
Daraufhin habe ich die Patientin zu einer Konsultation aufgeboten, zusammen mit der Mutter. Ich fand fast nichts anderes mehr heraus, als was die Kollegin mir schon geschrieben hatte. Z. B. leidet sie auffallend oft an Aphthen im Munde. Und das Zahnfleisch blutet beim Zähneputzen.
Ich gab dann am 10. Oktober 1970 ein erstes Mittel. Effekt gleich Null. Daraufhin am 5. November ein anderes. Effekt auch gleich Null, außer daß von da an die Regel nun pünktlich, also nicht mehr verspätet kam (dieses zweite Mittel war Sulfur XM). Am 22. Dezember 1970 meldete man mir: Die Menses kamen nun zur Zeit, aber die Patientin sei jetzt wieder so komisch seit etwa 8 Tagen, sie vergesse alles und mache Verabredungen in der Phantasie. Man könne sie zu keinen Verrichtungen oder Botengängen brauchen, sie „waschle" etwas Undeutliches daher (d. h. ein undeutliches Gemurmel, Geplapper), Durst enorm. Müde, liegt viel herum. Spitz geworden (d. h. abgemagert). Schulhefte seien wunderbar schön geführt. Immer noch Aphthen von Zeit zu Zeit, zwar weniger schlimm. Sehr reserviert. Ob der jetzige Verwirrungszustand wohl aus großer Freude entstanden sei? Sie ist nämlich in einem Institut im Freiburgischen und durfte nun zur Weihnachtszeit heimkommen, was ihr immer sehr große Freude macht. Lippen auffallend trocken und rissig.

Nun nochmals ein Mittel, per Expreß nach Basel gesandt; das war nun der „Schuß ins Schwarze". Seither geht es gut und bleibt so. Welches Mittel war das?

Man weiß hier wirklich nicht so recht, wo man ansetzen soll. Tatsache ist aber, daß sich der Zustand des Mädchens auf *Belladonna XM* sofort besserte. Solche Verwirrungszustände sind bis heute (1986) nie mehr aufgetreten.

Die Wahl erfolgte auf Grund folgender Symptome:
- GESICHT/Farbe/rot/abwechselnd mit Blässe
- GESICHT/Farbe/rot/glühendrot
- GESICHT/Farbe/rot/bei Kopfschmerzen
- GESICHT/Farbe/rot/bei Fieber
- GEMÜT/Delirium/murmeln
- GEMÜT/Ruhelosigkeit/während Hitze
- GEMÜT/Ruhelosigkeit/bei Kopfschmerz
- FIEBER/abwechselnd mit Frostgefühl

Ein Jahr nach der ersten Gabe kamen die Menses wieder zu spät und die Patientin fühlte sich apathisch. Daraufhin wurde das Mittel wiederholt. Nach weiteren 9 Monaten war sie wiederum apathisch, desinteressiert, unaufmerksam und hatte deshalb Schwierigkeiten am Arbeitsplatz. Deshalb wurde noch einmal Belladonna gegeben, diesmal aber eine CM. Dies ist bis heute so weiter gegangen, d. h. alle 1–2 Jahre brauchte sie eine Dosis Belladonna.
Entgegen einer weitverbreiteten Ansicht ist Belladonna nach KÜNZLIS Erfahrung nicht nur ein „Akutmittel", sondern kann durchaus auch bei chronischen Leiden während längerer Zeit indiziert sein. Dasselbe gilt für Stramonium.

Ein Hinweis zum praktischen Vorgehen bei der Bearbeitung eines Falles: Man sucht einige Rubriken zu Symptomen, die einem wichtig scheinen, im Repertorium auf. Die Mittel, welche mehrmals vorkommen, werden herausgeschrieben. Nun kann man alle relevanten Symptome durchgehen und schauen, welche Arznei wievielmal und mit welchen Wertigkeiten vertreten ist.
Dazu ein einfaches Beispiel (der Fall stammt von H. HAUPTMANN):

Fall 8
Am 18.6.82 wird die kleine D.E., geboren am 8.9.81, vorgestellt wegen Diarrhoe. Seit etwa einer Woche habe sie weiche, zuletzt regelrecht durchfällige Stühle. Entleerungen mehrmals am Tag, morgens explosionsartig spritzend, von heller, grün-gelber Farbe und säuerlichem Geruch.
Die Mutter sagt, es hinge wohl mit den Zähnchen zusammen, denn sie beiße ständig fest auf die Zahnreihen. Beide Wangen

seien rot. Die klinische Untersuchung verläuft ohne Besonderheiten.
Auf ein Mittel in D 12 baldige Besserung. Welches?

Wenn wir die Rubriken für die drei auffälligsten Symptome
- auf die Zahnreihen beißen (ZÄHNE/Zusammenbeißen, dauernde Neigung)
- explosionsartige Entleerungen (STUHL/schießt heraus)
- rote Wangen (GESICHT/Farbe/rot)

durchsehen, sind zwei Arzneimittel allen gemeinsam: *Mercurius* und *Podophyllum*. Welches der zwei ist nun dem Fall am ähnlichsten? Dazu wollen wir auch die anderen Symptome heranziehen. Unter Berücksichtigung der Wertigkeiten zählen wir von jedem Mittel die Gesamtpunktzahl und die Anzahl Symptome, welche es deckt.
Das ergibt folgende Tabelle:

	Podo	Merc
ZÄHNE/Zusammenbeißen	II	I
STUHL/schießt heraus	III	I
STUHL/hellgefärbt	II	III
STUHL/gelb/grünlich	–	I
STUHL/Geruch/sauer	I	III
GESICHT/Farbe/rot	I	II
	9/5	11/6

Demnach müßte unsere Wahl auf Mercurius fallen. In Wirklichkeit hat aber Podophyllum geholfen, nicht Mercurius. Das Zusammenzählen von Punkten ist eben nur ein zusätzliches Hilfsmittel. Voraussetzung ist die richtige Auswahl der relevanten Symptome und entscheidend bleibt die Hierarchisierung.
Die Wahl von Podophyllum läßt sich mehrfach begründen:
1) Auffallend ist ja, daß das Kind ständig fest auf die Zahnreihen beißt. Dieses Symptom gehört nicht zum Durchfall, liegt also „abseits vom Brandherd", weshalb wir es an die Spitze stellen. Der akute Krankheitszustand des Kindes ist im weiteren hauptsächlich durch die explosionsartigen Defäkationen charakterisiert.

Nun ist bei diesen zwei wichtigsten Symptomen Podophyllum 2-resp. 3-wertig vertreten, während Mercurius bei beiden nur im kleinsten Grad steht.

2) Die Wahl von Podophyllum ließe sich auch rein punktmäßig begründen, wenn man die Auswahl der Rubriken ein bißchen erweitert.

Nehmen wir noch die Rubriken

	Podo	Merc
STUHL/dünn, naß/gelb	III	I
STUHL/dünn, naß/grün	II	–

hinzu, ergibt sich für Podophyllum die Punktzahl 14/7 gegenüber 12/7 bei Mercurius.

Zum Schluß sei noch auf folgenden, wichtigen Grundsatz hingewiesen: *Was fehlt, zählt nicht,* d. h. das Fehlen bestimmter Symptome schließt eine Arzneimittelwahl nicht aus, solange diese durch genügend gute, positive Symptome gegeben ist. Nicht jeder Lycopodium-Patient leidet an Blähungen oder Nierensteinen oder bekommt vorzeitig graue Haare, und nicht jeder Phosphor-Patient hat Angst vor Gewittern und ein Verlangen nach kalten Getränken. Andererseits ist Phosphor bei jemandem, der alles andere als ängstlich ist, kaum je indiziert. Die Wesensart des Patienten darf den wichtigsten Grundzügen eines Mittels nicht zuwiderlaufen. Darauf hat auch HAHNEMANN hingewiesen (Anmerkung zu § 213): „So wird bei einem stillen, gleichförmig gelassenen Gemüte der Napell-Sturmhut [Aconitum] selten oder *nie* eine, weder schnelle noch dauerhafte Heilung bewirken, ebenso wenig als die Krähenaugen [Nux vomica] bei einem milden, phlegmatischen, die Pulsatille bei einem frohen, heiteren und hartnäckigen oder die Ignazbohne bei einem unwandelbaren, weder zu Schreck noch zu Ärger geneigten Gemütszustande."
KÜNZLI fügt bei, daß man das durch Repertorisieren gefundene Mittel stets am Erscheinungsbild des Patienten überprüfen sollte. So sei beispielsweise Pulsatilla bei dunkelhaarigen Mitteleuropäern mit braunen Augen nie indiziert, nicht einmal bei akuten Krankheiten.

Nur eine Arznei auf einmal geben
Nach dem Studium eines Krankheitsfalles scheinen – vor allem dem Anfänger – nicht selten zwei oder drei Mittel gleichermaßen indiziert zu sein. Es erhebt sich daher die Frage, ob man nicht mehrere Mittel gleichzeitig verordnen kann. HAHNEMANN, der die gleichzeitige Gabe von mehreren Arzneien strikt ablehnte, schrieb dazu in § 274: „[...] so wird es ihm [dem Arzt] nie einfallen, je mehr als einen einfachen Arzneistoff als Heilmittel auf einmal einzugeben, schon deshalb nicht, weil, gesetzt auch, die einfachen Arzneien wären auf ihre reinen, eigentümlichen Wirkungen im ungetrübten, gesunden Zustande des Menschen *völlig ausgeprüft,* es doch unmöglich vorauszusehen ist, *wie* zwei und mehrere Arzneistoffe in der Zusammensetzung einander in ihren Wirkungen auf den menschlichen Körper hindern und abändern könnten [...]".
Es gibt sogar Arzneien, von denen bekannt ist, daß sie sich in ihrer Wirkung gegenseitig aufheben (vgl. VII. Kapitel).
Selbst wenn wir zwei oder drei Mittel aufs Mal geben könnten, ohne die Wirkung des passenden – angenommen, es befindet sich unter ihnen – zu beeinträchtigen, so hat dies doch den Nachteil, daß wir nachher nicht wissen, welches nun geholfen hat. Wir haben also aus dem Fall nichts gelernt, – ein nicht zu unterschätzender Mangel, beruht doch unser gesamtes Wissen über die Arzneien auf ihrer Anwendung als Einzelmittel. Kann man sich zwischen zwei Mitteln nicht entscheiden, gibt man sie besser nacheinander, d. h. man wartet die Wirkung des einen ab und hält das andere in Reserve für den Fall, daß das erste nicht hilft.
Komplexmittel (Präparate, die mehrere potenzierte Arzneien enthalten) werden vorwiegend aufgrund von Krankheitsdiagnosen und weniger nach dem Ähnlichkeitsprinzip verordnet. Sie haben deshalb eigentlich nichts mit Homöopathie zu tun. Solange sie nur pflanzliche Mittel (ausgenommen Lycopodium![1])) in Tiefpotenzen enthalten, können sie kaum schaden;

[1]) Arzneien aus dem Mineral- und Tierreich sowie *Lycopodium* haben eine tiefgreifende Wirkung. Es wird gesagt, daß solche Mittel, wiederholt und ohne ausreichende Indikation eingenommen, nicht mehr befriedigend wirken, wenn sie einmal wirklich angezeigt sind.

von Komplexmitteln mit Hochpotenzen ist hingegen dringend abzuraten (vgl. S. 52).

Einseitige Krankheiten
Um homöopathisch heilen zu können, sind wir auf Symptome angewiesen, und zwar auf möglichst charakteristische. Klagt jemand einfach über „Ischias“, sonst sei „alles normal“, erlaubt dies keine Mittelwahl. HAHNEMANN bezeichnete diese (seltenen) Fälle, bei denen einfach nicht genügend Symptome erhoben werden können, als *einseitige* Krankheiten (§ 173). Er rät in solchen Fällen, das am ehesten passende Mittel zu geben; die übrigen Symptome der Krankheit, die gleichsam schliefen, würden dadurch „hervorgelockt“, zumindest soweit sie eine Beziehung zur verabreichten Arznei haben (§§ 180, 181). Dadurch erweitert sich das Symptomenbild, was die zweite Verschreibung auf eine sicherere Grundlage stellt.
§ 183: „Es muß also, sobald die Gabe der ersten Arznei nichts Vorteilhaftes mehr bewirkt, [...] wieder ein neuer Befund der Krankheit aufgenommen, es muß der *Status morbi* wie er jetzt ist, aufgezeichnet und nach ihm ein zweites homöopathisches Mittel gewählt werden, was gerade auf den heutigen, auf den jetzigen Zustand paßt, welches um desto angemessener gefunden werden kann, da die Gruppe der Symptome zahlreicher und vollständiger geworden ist.“
Findet man gar keine Anhaltspunkte für irgend ein Mittel, kann *Sulfur* oder *Opium* in der 30. oder 200. Potenz gegeben werden. Dies ebenfalls in der Absicht, dadurch latente Symptome der „verstimmten Lebenskraft“ zu aktivieren.

VII. Die Wahl der Potenz, Dosierung und störende Einflüsse

Nachdem man das passende Arzneimittel gefunden hat, geht es darum, es in der geeigneten Potenz zu verabreichen.
Obwohl übereinstimmend betont wird, daß die Wahl des Mittels wichtiger sei als die der Potenz, kann es durchaus vorkommen, daß ein richtig gewähltes Mittel in einer unpassenden Potenz zu wenig Wirkung entfaltet oder aber eine zu starke Erstverschlimmerung provoziert.
Wenn keine Kontraindikationen da sind (siehe S. 115), beginnt KÜNZLI die Behandlung eines chronischen Leidens gewöhnlich mit einer XM-Potenz. Andere Praktiker bevorzugen tiefere Potenzen oder Q-Potenzen. Allgemeine Übereinstimmung (unter den Augsburger Kursdozenten) herrscht über folgende Punkte:

- *Je höher die Potenz, desto tiefgreifender ihre Wirkung, desto größer die Gefahr heftiger Erstverschlimmerungen*[1]*) und desto ähnlicher muß das Mittel dem Krankheitsfall sein, um genügend wirken zu können.*
- *Die Q-Potenzen wirken milder als die D- oder C-Potenzen, d. h. es werden bei vergleichbarer Potenzhöhe weniger Erstverschlimmerungsreaktionen beobachtet.*

Daraus folgt:

- Es gibt Krankheiten, die nur mit hohen und höchsten Potenzen geheilt werden können.
- Hochpotenzen sind in unkundigen Händen gefährlich. Ihre Anwendung verbietet sich in gewissen Fällen (vgl. unten); an ihre Stelle können Q-Potenzen treten.

Zu den Vor- und Nachteilen der verschiedenen Potenzstufen im einzelnen:

Tiefpotenzen (bis D bzw. C12)
Zwischen C- und D-Potenzen bestehen keine großen Unterschiede.

[1]) Bei Potenzen im materiellen Bereich trifft dies nicht exakt zu (vgl. S. 113).

Vorteile

Ihre Anwendung ist aus folgenden Gründen einfacher und risikoärmer als diejenige von Hochpotenzen:

- Sie können auch bei nur teilweiser Ähnlichkeit zwischen Krankheitsfall und Arzneimittel wirken. Dies ermöglicht ihre Verordnung nach sogenannten „bewährten Indikationen", also aufgrund von Krankheitsdiagnosen, die evtl. durch Modalitäten näher bezeichnet sind, was weniger Zeitaufwand und Kenntnisse erfordert als die Mittelwahl nach der Gesamtheit der Symptome.
- Höchstens geringe Erstverschlimmerung (vgl. aber unten).
- Ihre Beschaffung ist einfach.

Nachteile

- Ihre Wirkung ist zu wenig tiefgreifend, um chronische Krankheiten heilen zu können. Sie wirken hier nur palliativ, eventuell sogar unterdrückend.
- Wenn man das exakt passende Mittel trifft, also das Simillimum, kann es zu einer schweren Verschlimmerung kommen. KENT schreibt dazu in seiner „Theorie der Homöopathie" auf S. 301:
  „Gibt man bei heftiger Hirnkongestion die 3. oder 4. Potenz von *Belladonna,* so kann man manchmal darauf eine sehr heftige Verschlimmerung erleben, und setzt man das Mittel nicht ab, kann das zum Tod [...] führen." Und weiter unten: „Die Erklärung dafür ist natürlich, daß die Patientin ebenso empfänglich für die Wirkung der Medizin ist, die sie kurieren wird, wie für die Krankheit, an der sie leidet. Krankheiten werden durch [...] nicht genügend kleine Dosen (also Dosen, die dem Rohzustand noch zu nahe stehen) nur verschlimmert."
- Unabhängig davon können sehr tiefe Potenzen stark toxischer Substanzen Vergiftungserscheinungen hervorrufen (Lachesis, Rhus toxicodendron u. a.).
- Nach längerer Verabreichung des Konstitutionsmittels in Tiefpotenz soll das Ansprechen auf dasselbe Mittel in Hochpotenz gestört sein.

Q-Potenzen

Sie sind ab ca. der 12. als Hochpotenzen zu betrachten.

Vorteile

- Wesentlich geringere Erstverschlimmerungen als sie bei hohen C-Potenzen auftreten können.
- Sie sind am geeignetsten bei Parallelbehandlung mit allopathischen Medikamenten.
- Durch ihre kurze Wirkdauer sind sie gut steuerbar und damit einfacher zu handhaben als hohe C-Potenzen.
- Ihre Bevorzugung wird zuweilen damit begründet, HAHNEMANN habe am Ende seines Lebens, also zur Zeit seiner größten Erfahrung, ausschließlich mit Q-Potenzen gearbeitet.

Nachteile

- Bei schweren chronischen Krankheiten reichen sie unter Umständen nicht aus, d. h. man kann nur mit höchsten C-Potenzen[1]) zum Ziel kommen.
- Mit der Q XVIII sind schon schwere Erstverschlimmerungen beobachtet worden.
- Wenn die Krankheit verschwunden ist und das Arzneimittel noch weiter gegeben wird, kann dieses selbst Symptome erzeugen und unterhalten. Diese verschwinden nach Absetzen allerdings rasch (vgl. § 248).
- Die Anwendung der Q-Potenzen erfordert eine genaue Instruktion des Patienten und dessen gewissenhafte Mitarbeit (siehe unten).

Hohe C-Potenzen (ab C 30)

[1]) Es mag manchen Leser erstaunen, daß heute oft so hohe Potenzen nötig sind, wo doch HAHNEMANN bei der C30 bzw. QXXX stehen blieb. – Vielleicht wurden zu seiner Zeit die Arzneimittel sorgfältiger hergestellt. Vielleicht hängt es aber auch damit zusammen, daß das Krankheitsgeschehen durch Umweltgifte und durch die vielfältigen Unterdrückungsmöglichkeiten der heutigen Medizin komplizierter geworden ist. – Zum Teil hängt es auch vom Mittel ab, welcher Potenzgrad erforderlich ist: während bei vielen Mitteln (Lycopodium, Natrium muriaticum, Sepia) die M zu tief sein kann, zeigen bei Mitteln wie *Sulfur* oder *Phosphorus* im allgemeinen schon tiefere Potenzen eine deutliche Wirkung, wenn das Mittel indiziert ist.

Vorteile
- Tiefgreifendste Wirkung von allen Potenzen (je höher die Potenz, desto tiefgreifender die Wirkung).
- Rascher Wirkungseintritt bei akuten Krankheiten.

Nachteile
- Ihre Handhabung ist aus folgenden Gründen anspruchsvoll:
  - in bestimmten Fällen (siehe unten) sind gefährliche Erstverschlimmerungen möglich.
  - damit eine Heilwirkung eintreten kann, muß das Mittel sehr sorgfältig ausgewählt sein.
  - durch ihre lange Wirkdauer sind sie schwierig steuerbar.
  - eine zu rasche Wiederholung kann die Heilung beträchtlich verzögern (vgl. IX. Kapitel).
- Es wird gesagt, durch viele Hochpotenz-Gaben vermindere sich die Reaktionsfähigkeit des Organismus, vor allem, wenn diese relativ rasch aufeinander folgen.
- Ethische Bedenken: von Einzelnen wird die Auffassung vertreten, man stoße mit Hochpotenzen in tiefste Schichten der Persönlichkeit vor, wozu wir nicht befugt seien.

Die Möglichkeit der *Erstverschlimmerung* muß also bei der Wahl der Potenz immer berücksichtigt werden. Eine solche ist zwar ein prognostisch günstiges Zeichen (vgl. IX. Kapitel), man muß sich aber stets darüber Rechenschaft ablegen, ob sie den Patienten nicht gefährden könnte. Bei allgemein schwacher Vitalität würde nämlich die Reaktionsfähigkeit des Organismus durch eine sehr hohe Potenz überfordert. In solchen Fällen darf man nie über die C200 gehen. Dasselbe gilt für Patienten mit *schweren strukturellen Veränderungen an lebenswichtigen Organen,* wie schwere Koronar- oder Herzinsuffizienz, Leberzirrhose, Niereninsuffizienz, schwere Arteriosklerose etc. Man muß sich auch stets vor Augen führen, was eine Erstverschlimmerung im konkreten Fall bewirken könnte, und die Potenzwahl danach richten: so kann ein aktives Ulcus ventriculi zu einer schweren Blutung führen oder eine Depression zum Suizid (vgl. X. Kapitel).
Um eine heftige Erstverschlimmerung zu vermeiden, kann man ein Globulus der Arznei in einem Glas Wasser auflösen, einen Löffel davon in ein Glas voll Wasser geben und den

Patienten daraus einen Schluck nehmen lassen; der Rest wird weggeschüttet. Dieser Verdünnungsvorgang kann, wenn nötig, wiederholt werden. In Fällen, wo keine Erstverschlimmerung riskiert werden kann, bilden die *Q-Potenzen* eine gute Alternative. HAHNEMANN befaßt sich mit ihnen in den §§ 246–48. Er stellt sie als Möglichkeit vor, die Heilung „etwas chronischer" Krankheiten zu beschleunigen. Der wesentlich kürzere Abstand zwischen den einzelnen Gaben macht es aber notwendig, *„daß der Potenzgrad jeder Gabe von dem der vorgängigen und nachgängigen Gaben um etwas abweiche,* damit das zur ähnlichen Arzneikrankheit umzustimmende Lebensprinzip nie zu widrigen Gegenwirkungen sich aufregt und empört fühlen könne, wie bei unmodifiziert erneuerten Gaben, vorzüglich schnell nacheinander wiederholt, stets geschieht" (§ 246).
Denn „Das Lebensprinzip nimmt solche *ganz gleichen* Gaben nicht ohne Widerstreben an, das ist, nicht ohne andere Symptome der Arznei laut werden zu lassen als die der zu heilenden Krankheit ähnlichen [. . .]" (§ 247).
Diese verlangte Modifizierung des Potenzgrades wird folgendermaßen bewerkstelligt (Anmerkung zu § 248): In eine ungebrauchte 150 ml-Flasche gibt man ein Globulus oder einen Tropfen einer Q-Potenz. Zur besseren Haltbarkeit gibt man etwas Alkohol (Trinkalkohol) dazu und füllt mit Wasser auf. Dies ergibt die Stammlösung. Sie wird vor jeder Entnahme durch 10 Schüttelschläge potenziert. Dann gibt man einen Eßlöffel davon (keine Metallöffel verwenden) in ein Trinkglas, füllt dieses mit Wasser auf und rührt kräftig um. Daraus nimmt der Patient einen Teelöffel voll ein. Der Rest wird weggeschüttet. Nach 10–14 Tagen wird die Stammlösung aufgebraucht sein. Da durch das Schütteln vor jeder Einnahme der Potenzgrad etwas erhöht wurde, ist die nächste Stammlösung aus einer höheren Q-Potenz herzustellen (§ 248). (Die Flasche muß vorher ausgekocht werden). HAHNEMANN pflegte eine solche Behandlung mit der QI zu beginnen (vgl. Anmerkung zu § 246 sowie Anmerkung 6 zu § 270). Daher empfehlen einige Praktiker die Reihenfolge Q I, III, V, VII, etc. Andere, vor allem solche, die ausschließlich oder überwiegend mit Q-Potenzen arbeiten, bevorzugen die Q VI, XII, XVIII und eventuell die Q XXIV und XXX. Die Q-Potenzen werden in der Regel

1mal täglich eingenommen. Es sind aber – je nach Potenzhöhe – auch andere Intervalle möglich, z. B. 3mal täglich oder 2mal wöchentlich. Grundsätzlich gilt: je höher die Potenz, desto seltener die Einnahmen. Q-Potenzen werden gegeben, solange es die Situation erfordert. Wird ihre Einnahme zu lange fortgesetzt, können Arzneimittelprüfungssymptome auftreten (§ 248). Man kann von Q-Potenzen auch jederzeit auf Einzelgaben hoher C-Potenzen übergehen, z. B. beginnt man mit Q I, III und fährt weiter mit C200 oder 1000.
Gemäß oben dargelegtem Grundsatz Hahnemanns (§ 246) ist es sinnvoll, auch Tiefpotenzen, die täglich verabreicht werden, oder die C30, die in schweren, akuten Fällen viertelstündlich gegeben werden kann, vor jeder Einnahme durch einige Schüttelschläge neu zu potenzieren.

Beim Umgang mit hohen C-Potenzen ist unbedingt deren lange Wirkdauer zu berücksichtigen (siehe IX. Kapitel). Außerdem sollten sie bei Behandlung chronischer Krankheiten nicht weniger als eine Woche vor der Menstruation oder in den ersten 2 Tagen derselben gegeben werden.
Die Anzahl Globuli oder Tropfen, die man pro Mal einnimmt, spielt meist eine geringe Rolle. Im Prinzip genügt ein Globulus bzw. ein Tropfen. Überempfindliche Patienten können auf eine zu große Gabe heftig reagieren.
In Wasser aufgelöst wirken die Arzneien stärker als trocken auf die Zunge genommen (§ 272). In beiden Fällen ist ein gutes Einspeicheln wichtig.
Der günstigste Zeitpunkt der Einnahme ist vor dem Schlafen. Jedenfalls sollte sie nicht kurz vor oder nach einer Mahlzeit erfolgen und auch nicht kurz nach dem Zähneputzen.

Die Heilkraft eines homöopathischen Mittels entfaltet sich am besten, wenn dieses allein, d. h. ungestört durch andere arzneiliche Einflüsse, auf den Organismus einwirken kann. Allopathische Medikamente sollten daher, wenn immer möglich, abgesetzt werden. Wo dies ausschleichend geschehen muß, kann die Behandlung mit Q-Potenzen bereits einsetzen. Eine Parallelbehandlung mit allopathischen Mitteln ist also grundsätzlich möglich, aber sicher nicht ideal. Sie sollte Fällen vorbehalten bleiben, wo das Absetzen derselben den Patienten

gefährden würde. Kaum Aussichten auf Erfolg bestehen bei gleichzeitiger Einnahme von Kortikosteroiden.
Bei chronischen Kopfschmerzen kann das Absetzen der Schmerzmittel durch eine schlimme Durststrecke führen. Im Nachhinein hat es sich aber schon sehr oft als lohnend erwiesen (vgl. VI., Fall 3).

Im weiteren ist es nicht ideal, eine homöopathische Behandlung mit anderen „alternativen" Methoden oder Naturheilverfahren[1]) zu kombinieren, da die Beurteilung der Mittelwirkung dadurch erschwert oder ganz unmöglich wird. Für die weitere Behandlung muß man sich aber ein möglichst klares Bild über diese machen können. Darüber hinaus gibt es gerade in der Phytotherapie Stoffe, welche die Wirkung potenzierter Arzneien aufheben können: Das stärkste Antidot in der Homöopathie ist *Kampfer.* Deshalb ist während der Behandlung jede Verwendung von kampferhaltigen Arzneien streng zu vermeiden. Das sind vor allem Salben für Sportverletzungen oder rheumatische Beschwerden, gewisse Nasensalben und Lutschtabletten gegen Erkältungskrankheiten, aber auch phytotherapeutische Extrakte zum Einnehmen wie z. B. Schwedentonikum oder sogar Kosmetika. Ein weiteres Antidot zu vielen in der Homöopathie verwendeten Arzneien ist *Chamomilla,* und damit auch *Kamillentee.*
Pfefferminztee und selbst mentholhaltige Zahnpasten können die Mittelwirkung ebenfalls stören. Nach BEHNISCH ist dies vor allem bei *Natrium muriaticum* der Fall. Er empfiehlt deshalb, eine mentholfreie Zahnpasta wie z. B. Silident[R] oder Homeodent[R] zu verwenden.
Daneben sollten aber auch andere Kräutertees nicht im Übermaß genossen werden, dies wegen einer möglichen Arzneiwirkung derselben (vgl. III. Kapitel). Unproblematisch sind hingegen Apfel- und Fruchtschalentee, Hagebutten-, Lindenblüten-, Orangenblüten- und Fencheltee.
Ebenfalls zu meiden ist der *Kaffee.* Zumindest in den Fällen, wo das Arzneimittel *Coffea* als Antidot zum verabreichten

[1]) Dazu gehören auch Thermalbäder, denn diese haben eine arzneiliche Wirkung. So sind von den Wässern verschiedener Heilquellen (z. B. *Karlsbad, Gastein, Kissingen*) Arzneimittelbilder bekannt. Vgl. hierzu auch die Anmerkung zu § 285 des Organons.

Arzneimittel wirkt, muß der Kaffeegenuß strikte unterlassen werden. Dies trifft beispielsweise zu bei *Lycopodium, Phosphorus* und *Sulfur.* Auskunft über solche Beziehungen der Arzneien untereinander gibt das „Kleine Buch der Arzneimittel-Beziehungen" vom O.-Verlag.
Wie immer wieder beobachtet wird, kann die *Lokalanästhesie bei Zahnbehandlungen* die Mittelwirkung ebenfalls aufheben.
Über störende Einflüsse siehe auch IX.3.

VIII. Chronische Krankheiten

Zum besseren Verständnis der Weiterbehandlung des Patienten (IX. Kapitel) wollen wir einige grundsätzliche Bemerkungen zu chronischen Krankheiten vorausschicken.

Der Mangel an Wissen um die Ursachen chronischer Krankheiten steht in auffallendem Gegensatz zu den oft sehr detaillierten Kenntnissen der heutigen Medizin über deren Pathogenese.

Die von HAHNEMANN begründete Miasmenlehre liefert zumindest einen Ansatz zum Verständnis der Entstehung chronischer Krankheiten.

Während *akute Krankheiten* – sofern sie nicht zum Tode führen – „ihren Verlauf in mäßiger, mehr oder weniger kurzen Zeit zu beendigen geneigt sind", definierte HAHNEMANN *chronische Krankheiten* als solche, „welche bei kleinen, oft unbemerkten Anfängen den lebenden Organismus [...] dynamisch verstimmen und ihn allmählich so vom gesunden Zustande entfernen, daß die zur Erhaltung der Gesundheit bestimmte [...] Lebenskraft ihnen [...] nur unvollkommenen, unzweckmäßigen, unnützen Widerstand entgegensetzen, sie aber durch eigene Kraft nicht in sich selbst auslöschen kann, sondern unmächtig dieselbe fortwuchern und sich selbst immer innormaler umstimmen lassen muß, bis zur endlichen Zerstörung des Organismus [...]. Sie entstehen von dynamischer Anstekkung durch ein chronisches Miasma" (§ 72).

HAHNEMANN unterschied drei chronische Krankheiten oder *Miasmen*[1]), wie er sie nannte, nämlich *Psora, Syphilis* und *Sykosis.* All die unzähligen chronischen Leiden sind nach seiner Auffassung Manifestationen eines solchen Miasmas.

Zur Einführung in diese für den schulmedizinisch Ausgebildeten ungewohnte Denkweise, gehen wir am besten historisch vor: Einige Jahre nach der Entdeckung seiner neuen Heilweise stand HAHNEMANN vor folgendem Problem: bei akuten Krankheiten war er gewöhnlich sehr erfolgreich; bei chronisch Kranken blieb es hingegen bei Anfangserfolgen. Diese Patienten

[1])(griech.) Beschmutzung, Befleckung.

kamen oft nach wenigen Monaten mit denselben Symptomen wieder zurück und die Wirkung neuer Arzneigaben hielt immer weniger lange an. Zum andern gab es welche, die immer wieder mit neuen Symptomen zur Behandlung kamen. In beiden Fällen konnte HAHNEMANN nicht verhindern, daß diese Patienten im Grunde krank blieben, ja sogar langsam kränker wurden. Deshalb schreibt er im Band 1 der „Chronischen Krankheiten" auf S. 4: „Gewöhnlich aber blieben nach öfters versuchtem Besiegen des immer etwas abgeändert sich wieder hervortuenden Übels Beschwerden übrig, welche die bisher ausgeprüften, nicht wenigen homöopathischen Arzneien ungetilgt, ja oft unvermindert lassen mußten – immer andere und andere Beschwerden, auch wohl immer beschwerlichere und in der Folgezeit bedenklichere – selbst bei tadelloser Lebensweise des Kranken und bei pünktlicher Folgsamkeit desselben. Das chronische Siechtum ließ sich durch alles dies im Grunde nur wenig in seinem Fortgange vom homöopathischen Arzte aufhalten und verschlimmerte sich dennoch von Jahre zu Jahre.
Dies war und blieb der schnellere oder langsamere Vorgang solcher Kuren aller unvenerischen, beträchtlichen, chronischen Krankheiten, selbst wenn sie genau nach den Lehren der bis hierher bekannten homöopathischen Kunst geführt zu werden schienen. Ihr Anfang war erfreulich, die Fortsetzung minder günstig, der Ausgang hoffnungslos."
Aus diesem Grunde bemühte sich HAHNEMANN intensiv um eine Lösung dieses Problems. Auf S. 6 obengenannten Werkes schrieb er im Jahre 1828: „Den Grund also auszufinden, warum alle die von der Homöopathie gekannten Arzneien keine wahre Heilung in gedachten Krankheiten bringen, und eine wo möglich richtigere und richtige Einsicht in die wahre Beschaffenheit jener Tausenden von ungeheilt bleibenden – bei der unumstößlichen Wahrheit des homöopathischen Heilgesetzes dennoch ungeheilt bleibenden – chronischen Krankheiten gewinnen konnte, diese höchst ernste Aufgabe beschäftigte mich seit den Jahren 1816, 1817 bei Tag und Nacht [...]."

VIII. 1. Die Psora

Sein langes Ringen trug schließlich Früchte: Es fiel ihm auf, daß die allermeisten seiner Patienten, die er vergeblich behandelte, früher einen Hautausschlag (meist die Krätze) hatten. Seitdem dieser durch äußerliche Anwendungen vertrieben worden oder von selbst verschwunden war, waren die Betreffenden nicht mehr gesund und litten an den verschiedensten Beschwerden, deren Behandlung eben im Anfang „erfreulich, die Fortsetzung minder günstig, der Ausgang hoffnungslos" war.
Daß auf das Unterdrücken oder auf das spontane Verschwinden von Hauterscheinungen schwere Erkrankungen innerer Organe folgen können, beobachteten auch zahlreiche andere Ärzte. Hahnemann zitierte 97 Fallbeispiele aus der damaligen Fachliteratur (Chronische Krankheiten Band 1, S. 23–40). Davon sollen einige hier wiedergegeben werden:

23) Einem 36jährigen Manne war die Krätze vor 16 Monaten durch eine Blei- und Quecksilbersalbe vertrieben worden und er litt seitdem an einem mit großer Ängstlichkeit verbundenen, heftigen Krampfhusten.

57) Einem neunjährigen Knaben hatte die Mutter den Grindkopf eingeschmiert; er verging, aber es folgte ein heftiges Fieber.

In vielen Fällen verschwand die innere Krankheit sobald der Hautausschlag wieder hergestellt war:

8) Von mit aufgestrichenem Mandelöle vertriebenem Kopfgrinde entstanden ungemeine Schlaffheit aller Glieder, einseitiges Kopfweh, mangelnde Eßlust, Engbrüstigkeit, Erwachen von Erstickungskatarrh die Nächte, mit starkem Röcheln und Pfeifen auf der Brust und konvulsiven Verdrehungen der Glieder, als wenn er eben sterben sollte, und Bluthamen. Durch Wiederausbruch des Kopfgrindes genas er von diesen Leiden.
Ein dreijähriges Mädchen hatte einige Wochen lang die Krätze, die durch Salbe vertrieben ward, worauf Tags darauf das Kind von einem Stickflusse ergriffen ward mit Schnarchen, Stummheit und Kälte des ganzen Körpers, wovon sie nicht eher genas, als bis die Krätze wieder zum Vorscheine kam.

17) Ein 46jähriger Mann vertrieb mit einer Schwefelsalbe die bisher gehabte Krätze. Darauf bekam er Brustentzündung mit blutigem Auswurfe, kurzen Atem und große Bangigkeit. Den Tag darauf wurden Hitze und Angst fast unerträglich und die Brustschmerzen am dritten Tage vermehrt. Dann stellte sich ein Schweiß ein. Nach 14 Tagen war die Krätze wieder ausgeschlagen und er befand sich besser. Indes bekam er einen Rückfall, die Krätze trocknete wieder ein und er starb den dreizehnten Tag nach diesem Rückfalle.

54) Man findet da viele Beobachtungen, wo die Krätze, durch Salben vertrieben, Fieber zur Folge hatte und schwärzlichten Harn und wo, wenn die Krätze wieder auf die Haut gebracht ward, das Fieber verschwand und der Harn dem gesunden gleich ward.

74) Alte Leute haben vorzüglich dürre Krätze, und wird diese durch äußere Mittel vertrieben, so entstehet gewöhnlich viertägiges Fieber, welches sogleich weicht, sobald die Krätze wieder auf die Haut tritt.

89) Einem 20jährigen Jünglinge ward die Krätze durch eine Purganz, welche ihn einige Tage lang heftig abführte, vertrieben, worauf er zwei Jahre über täglich die heftigsten Konvulsionen erlitt, bis die Krätze durch Birkensaft wieder auf die Haut gebracht ward.

94) Eine blödsinnige Melancholie sah er von unterdrückter Krätze entstehen; wie die Krätze wieder ausbrach, verschwand die Melancholie.

Freilich war der Zusammenhang zwischen dem Verschwinden der Hauterscheinung und dem Auftreten der inneren Krankheit nicht immer so evident wie in obigen Beispielen. Bei sorgfältiger Anamneseerhebung konnte Hahnemann aber feststellen, daß bei fast allen seiner chronisch Kranken früher einmal zumindest Spuren einer Krätze vorhanden waren. In einzelnen Fällen waren auch nur die Vorfahren davon betroffen. Hahnemann interpretierte deshalb den Hautausschlag als erste Manifestation einer primär chronischen Krankheit, eines chronischen Miasmas, das er Psora[1]) nannte. Ohne geeignete Behandlung erfaßt dieses Miasma allmählich auch tiefere Schichten des Organismus, also die Gelenke, die inneren Organe oder sogar die Psyche. Es kann außerdem auf die Nachkommen übergehen.

Wurde die Krätze nun durch äußerliche Anwendungen vertrieben, war die Psora damit natürlich nicht geheilt; es wurde lediglich ihre erste (und harmlose) Manifestation unterdrückt. Im günstigeren Fall kam es kurz darauf wieder zu Hauterscheinungen oder aber die Psora drang gewissermaßen nach innen und äußerte sich später als innere Krankheit.

„So ward die *Psora* die *allgemeinste* Mutter der chronischen Krankheiten. Die jetzt so leicht, so unbesonnen ihres beschwichtigenden und für das innere Übel vikariierenden Hautsymptoms, des Krätze-Ausschlags beraubte *Psora,* bringt seit den letzten drei Jahrhunderten immer mehr und so viele ihrer sekundären Symptome hervor, daß wenigstens *sieben Achtel* aller vorkommenden chronischen Siechtume von ihr, als von ihrer einzigen Quelle ausgehen [...]" (Chronische Krankheiten Band 1, S. 17).

Hahnemann betrachtete also den überwiegenden Teil der chronischen Krankheiten als Ausdrucksformen der Psora, im konkreten Fall als der Psora des betreffenden Patienten. Dies war für die Behandlung entscheidend, bedeutete es doch, nicht in erster Linie für die im Vordergrund stehenden Beschwerden zu verordnen, sondern für das *zugrunde liegende Miasma.* Damit gelang Hahnemann der Durchbruch bei der Behandlung chronisch Kranker.

Wenn wir heute Hahnemanns Psoratheorie beurteilen, geht es weniger um deren – sicherlich anfechtbare – äußere Form, sondern um deren zentrale Aussage, die darin besteht, daß ein Patient, bei aller Vielfalt seiner Beschwerden, im Grunde nur an einer einzigen Krankheit leidet, nämlich an seiner Psora. Diese zu behandeln bedeutet, unterdrückte Hautsymptome, frühere Erkrankungen, Körpermerkmale und Allgemein- und Gemütssymptome genauso in die Mittelwahl einzubeziehen wie die Hauptbeschwerde, deretwegen der Patient uns auf-

[1]) „Innere Krätzkrankheit" mit oder ohne ihren Hautausschlag.

sucht (vgl. V. und VI. Kapitel). Eine Behandlung mit dem Konstitutionsmittel ist im Grunde nichts anderes als eine antipsorische Therapie.

Die vorwiegend pflanzlichen Arzneien, die HAHNEMANN zu Beginn seiner homöopathischen Tätigkeit verwendete, waren für eine Behandlung der Psora nicht geeignet. Mit seinem wachsenden Verständnis der chronischen Krankheiten fand er aber auch Mittel zu deren Behandlung. *Sulfur* war wegen seiner Ähnlichkeitsbeziehung zur Krätze und wegen der Fähigkeit, unterdrückte Hautausschläge wieder hervorzubringen, sein erstes Antipsorikum. Daneben beschrieb er aber noch 45 weitere Antipsorika in den Bänden 2–5 der „Chronischen Krankheiten". Inzwischen ist deren Zahl beträchtlich gestiegen: Pierre SCHMIDT veröffentlichte 1964 eine aus der Literatur zusammengestellte Liste von über 160 Antipsorika. Zur Heilung von chronischen Krankheiten sind nur solche Mittel geeignet.

Das Syn.Rep. enthält eine Rubrik für die Psora. Im „Kent" fehlt eine solche. Am meisten Antipsorika findet man dort in den Rubriken EMPFINDUNGEN/Lebenswärme, Mangel an (ALLGEMEINES/Körperwärme, Mangel an), MODALITÄTEN/Kälte/Neigung zu Erkältungen und ALLGEMEINES/Krebsartige Leiden.

Für die Behandlung ist es also wichtig, zwischen akuten und chronischen Krankheiten zu unterscheiden. Am Beispiel von Scharlach (akute Krankheit) und dessen Komplikationen (chronische Krankheit, d. h. Psoramanifestation) soll der Unterschied noch einmal klar gemacht werden (vgl. auch Einführung zum V. Kapitel). KENT schreibt in seiner „Theorie der Homöopathie" auf Seite 236: „[...] die sogenannten Nachkrankheiten der Masern gehören nicht zur Masernkrankheit, die sogenannten Sequelae von Scharlach gehören nicht zum Scharlach, sondern verdanken ihren Ursprung einer gewissen konstitutionellen Schwäche des Patienten, die schon vorbestand. Es sind Psoramanifestationen, die da nach Scharlach, Masern etc. herauskommen, und sie müssen auch als Psora behandelt werden." Und weiter unten fährt er fort: „Es ist von größter Bedeutung, in solchen Fällen die Dinge auseinander zu halten und zu trennen, die nicht zusammengehören. Man muß genau wissen, für was und wann man etwas verschreibt. Man soll z. B. nicht schon im voraus ein Homöopsorikum[1]) geben in der Absicht, auf diese Weise Nachkrankheiten zu verhüten. Zuerst verschreibt man für die akute Krankheit nach den Symptomen, die zur akuten Krankheit gehören."

VIII. 2. Syphilis und Sykosis

Neben der Psora zählte HAHNEMANN die Syphilis und die Sykosis (Feigwarzenkrankheit) zu den chronischen Miasmen. Auch diese haben die Tendenz, sich selbst überlassen, weiter zu „schwelen" und wechselnde Symptome hervorzubringen, die keine Krankheiten für sich sind, sondern Ausdruck einer grundlegenderen Störung der Lebenskraft. Bei der Syphilis ist dies ja allgemein bekannt. An ihr tritt das Wesen eines chronischen Miasmas im Sinne HAHNEMANNS besonders deutlich zu Tage. Die Sykosis hingegen ist nur den Homöopathen geläufig.

Was ist nun die Sykosis? – Sie könnte als primär chronische Gonorrhoe umschrieben werden, doch wollen wir diesen Begriff wiederum von seiner Entstehung her erläutern.

HAHNEMANN beobachtete in der Kriegszeit der Jahre 1809–1814 eine Geschlechtskrankheit, die er Sykosis[2]) oder Feigwarzenkrankheit nannte und die er folgendermaßen beschrieb:

„[...] die an den Zeugungsteilen entstandenen Auswüchse hingegen (denn an diesen Teilen pflegen sie zuerst sich hervorzutun), welche gewöhnlich, doch nicht immer, unter Ausfluß einer Art Trippers aus der Harnröhre nach geschehener Ansteckung durch Beischlaf nach mehreren Tagen, auch wohl nach mehreren und selbst vielen Wochen ausbrechen, seltener trocken und warzenartig, öfter weich, schwammig, spezifisch (süßlich und fast wie Heringslake) stinkende Feuchtigkeit aussiepernd, leicht blutend, in Form eines Hahnekamms oder des Blumenkohls beim Manne auf der Eichel und an oder unter

[1]) Durch die Anwendung nach dem Ähnlichkeitsprinzip wird ein Antipsorikum zum Homöopsorikum.

[2]) Die Sykosis der Homöopathie hat also nichts zu tun mit der Sykosis barbae, dieser Follikulitis der Barthaare.

der Vorhaut aufsprießen, beim Weibe aber die Umgebungen der Scham und die dann geschwollene Scham selbst oft in großer Menge überziehen, [...]" (Chronische Krankheiten Band 1, S. 104).
Offensichtlich handelte es sich um spitze Kondylome, die ja sexuell übertragbar und oft mit Gonorrhoe assoziiert sind. Diese Auswüchse wurden damals – wie auch heute – „durch Wegätzen, Brennen, Abschneiden oder Abbinden zerstört, mit dem natürlichen, nächsten Erfolge, daß [...] die Feigwarzen-Krankheit, nachdem ihr das für das innere Leiden vikariierende Lokalsymptom geraubt worden, nun auf andere und schlimmere Weise in sekundären Übeln zum Vorscheine kommt, indem weder durch die äußeren Zerstörungen der gedachten Auswüchse, noch durch das innerlich gebrauchte, der Sykosis unangemessene Quecksilber das den ganzen Organismus beherrschende Feigwarzen-Miasma im Geringsten vermindert ward. Außer der Untergrabung der allgemeinen Gesundheit durch das hier nur schädliche [...] Quecksilber, brechen dann teils ähnliche Auswüchse an andern Stellen des Körpers, entweder weißliche, schwammige, empfindliche, platte Erhöhungen in der Mundhöhle, auf der Zunge, dem Gaumen, den Lippen, oder als große, erhabene, braune, trokkene Knollen in den Achselgruben, am äußeren Halse, auf dem Haarkopfe usw. hervor, oder es entstehen andere Leiden des Körpers, von denen ich bloß die Verkürzung der Flechsen der Beugemuskeln, namentlich der Finger, nennen will" (Chronische Krankheiten, Band 1, S. 104/5).
Da diese Krankheit durch Unterdrückung ihres Primäraffektes nicht geheilt war, sondern – analog der Syphilis – nach einer gewissen Latenz in veränderter, oft schwerwiegenderer Form an andern Körperstellen wieder auftrat, zählte HAHNEMANN die Sykosis auch zu den chronischen Miasmen.
Diese späteren Manifestationen der Sykosis zu erforschen, war das Ziel von Langzeitbeobachtungen an einer großen Zahl von Patienten, welche die beiden amerikanischen Ärzte ALLEN und KENT gegen Ende des letzten Jahrhunderts vorgenommen haben.
Dabei gingen sie zuerst von der Form aus, welche HAHNEMANN beschrieben hat, erkannten aber bald, daß auch die Unterdrükkung von genitalem (i.d.R. gonorrhoischem) Ausfluß *ohne*

Feigwarzen Folgekrankheiten nach sich ziehen kann. Doch scheinen sich diese nicht in jedem Fall einzustellen. KENT unterschied daher 2 Formen von Gonorrhoe: „Es ist allgemein nicht bekannt, daß es zwei Arten von Gonorrhoe gibt: eine von Anfang an *chronische* und eine rein *akute.* Erstere zeigt keinerlei Heilungstendenz, sie ist von vornherein chronisch, verläuft zeitlich unbeschränkt, durchdringt nach und nach den ganzen Körper, eine Symptomatologie verschiedenster Art hervorbringend.

Die zweite zeigt im Gegensatz dazu eine Tendenz, schon nach einigen Wochen oder mindestens in einigen Monaten abzuheilen" (Zur Theorie der Homöopathie, S. 192).

Die Unterdrückung der letzteren Form scheint keine nachteiligen Auswirkungen zu haben. Eine sichere Unterscheidung zwischen den beiden Arten ist aber zu Beginn nicht möglich.

Es gibt Hinweise dafür, daß auch die Unterdrückung einer nicht gonorrhoischen Urethritis zu Folgestadien ähnlich denen der primär chronischen Gonorrhoe führen kann. Dazu KÜNZLI:

„[...] das merkwürdige ist, daß man bei Unterdrückung eines Chlamydien- oder Mykoplasmen-Fluors schon ein Reiter'sches Syndrom hat folgen sehen. Also genau das, was wir bei der sykotischen Gonorrhoe auch sehen. Nun, man kann sich fragen, sind diese Chlamydien, Mykoplasmen etc. auch Sykosis? Es könnte aber sein, [...] daß dies hier Sekundärkeime sind, und daß ursprünglich doch eine primär chronische Gonorrhoe aquiriert gewesen war. Und da haben sich dann nachher diese sekundären Keime eingestellt. Merkwürdig ist ja, daß bei Trichomonadenfluor sehr oft Sepia das Heilmittel ist. Sepia ist ein großes Antisykotikum. Ist nun der Trichomonadenfluor auch Sykosis oder ist es sekundäre Aufpfropfung?" (Die Sykosis, Dt. J. f. Homöopathie, 1, 147, 1982).

Hier gäbe es also noch einiges zu erforschen. Wird eine solche primär chronische Gonorrhoe nun unterdrückt, so entwickelt sich die Krankheit weiter. Es scheint hier nicht wie bei der Syphilis so zu sein, daß der Erreger im Organismus persistiert und sich von Zeit zu Zeit durch immer neue Läsionen Ausdruck verschafft. Vielmehr ist die Lebenskraft in einer bestimmten Weise affiziert, was zu zahlreichen – eben sykotischen – Krankheiten führen kann.

Dazu gehören hauptsächlich Krankheiten des Urogenitaltraktes, der Gelenke, chronische Katarrhe der oberen Luftwege, Asthma, unklare Anämien, Endokarditis und diverse Hauterscheinungen, worunter namentlich spitze Kondylome und viral bedingte Warzen fallen (vgl. den bereits zitierten Aufsatz von KÜNZLI über die Sykosis).
Auch psychische Veränderungen wie auffallende Unruhe, Nervosität oder Manien können sykotisch bedingt sein.
Aus bestimmten Krankheiten von Kindern, die auf antisykotische Behandlung ansprechen (siehe unten sowie XII. 3.), läßt sich schließen, daß die Sykosis analog der Psora auf Nachkommen übertragen werden kann. Wie das geschieht, ist noch nicht bekannt.

Therapie
Wie schon für die Psora empfahl HAHNEMANN auch für die Syphilis und Sykosis bestimmte Arzneien. Im Kent-Repertorium stehen entsprechende Rubriken unter ALLGEMEINES (in der ERBE-Ausgabe ist Sykosis fälschlich mit „Bartflechte" übersetzt). Im Syn.Rep. sind diese Rubriken beträchtlich erweitert. Wir entnehmen ihnen, daß neben den bekannten Antisykotika wie Thuja, Medorrhinum, Natrium sulfuricum etc. auch große Polychreste wie z. B. *Sepia, Calcarea, Lycopodium* und *Sulfur* für die Behandlung der Sykosis in Frage kommen.
Dies ist ein glücklicher Umstand, denn im konkreten Fall ist es oft nicht möglich herauszufinden, ob Sykosis oder Psora für die Krankheitserscheinungen verantwortlich ist. Vielfach sind auch beide Miasmen beteiligt.
Wo die Gesamtheit der Symptome aber eines der erwähnten Polychreste anzeigt, spielt es keine Rolle, welche Symptome nun der Sykosis und welche der Psora zuzuordnen wären. Diese Mittel erfassen beides. Einfach ist es auch, wenn die Symptome klar auf ein spezifisches Antisykotikum deuten. Die Verhältnisse sind aber nicht immer so eindeutig. So erinnern die rheumatischen Beschwerden von *Medorrhinum* in hohem Maße an die des viel bekannteren „Rheuma-Mittels" *Rhus toxicodendron.* Wo aber eine Sykosis dahinter steht, wird man mit Rhus keinen oder höchstens einen kurzfristigen Erfolg erzielen. Oder bei Asthma können in Fällen, wo noch

andere Umstände auf Sykosis hinweisen, *Medorrhinum* oder *Natrium sulfuricum* erforderlich sein, auch wenn bei Berücksichtigung der Gesamtheit der Symptome ein anderes Mittel höherwertig angezeigt wird. KÜNZLI berichtet von einem jungen Asthma-Patienten, der als Kleinkind typisch „sykotische" Durchfälle hatte (vgl. XII. 3.). Diesem hat Medorrhinum geholfen, obwohl sonst kaum andere Symptome auf dieses Mittel hingewiesen haben. In einzelnen Fällen ist es also entscheidend, den sykotischen Hintergrund zu erkennen.

Stand beim Patienten ein unterdrückter Tripper am Anfang seiner chronischen Krankheit, so kommt im Idealfall der ursprüngliche Ausfluß im Laufe der Behandlung wieder zurück. KENT schreibt dazu auf S. 195 der „Theorie der Homöopathie": „Nehmen wir einen Mann, der sich 10–15 Jahre mit seinen sykotischen Störungen herumschleppte. Sein Teint ist wächsern, weist alle möglichen Arten von Warzen und Papillomen auf, seine Lippen sind blaß, seine Ohren beinahe durchscheinend, man sieht, es geht abwärts mit ihm; er merkt alle möglichen Übel, die sich in den verschiedensten Zeichen ausdrücken, welche wir Symptome nennen. Der Arzt untersucht ihn und studiert den Fall eingehend, und wenn seine Schau ihn auf ein lang und tief wirkendes Simile lenkt und er dies dem Patienten gibt, dann beginnt derselbe wieder aufzuleben. Die Behandlung wird fortgesetzt, und im Laufe der Wochen und Monate kommt der Patient dann einmal in die Sprechstunde und sagt: ‚Doktor, wenn ich nun einen Tritt nebenaus gemacht hätte, würde ich denken, ich habe einen Tripper eingefangen.' Wer nun weiß, daß Krankheiten in der umgekehrten Ordnung ihres Auftretens heilen, ist bestimmt nicht erstaunt, diese Geschichte zu hören."

P. SCHMIDT schreibt in einer Anmerkung dazu: „An mehreren Patienten persönlich erlebt, ganz KENTS Beobachtung bestätigend", und an anderer Stelle: „Dieses Zurückkommen des Ausflusses haben wir mehrere Male erlebt. Der Ausfluß ist stets amikrobiell und erstreckt sich über mehrere Wochen, um nachher definitiv zu verschwinden, wobei der Patient zu größtem Wohlbefinden zurückkehrt."

Bei fortgeschrittenen *Syphilis*-Fällen verhält es sich ähnlich; es ist allerdings weniger der Primäraffekt, der wieder auftritt, als vielmehr z. B. ehemalige Geschwüre in Mund und Rachen.

Es will hier keineswegs der Eindruck erweckt werden, als sei die Theorie der Homöopathie über die chronischen Krankheiten vollständig ausgereift. Dies ist sicher nicht der Fall; viele Fragen sind noch offen.
Wichtig ist aber der Grundgedanke, die Krankheiten im Leben eines Menschen nicht isoliert zu betrachten. Außerdem zeigt die Miasmenlehre die Problematik der Krankheitsunterdrükkung auf.

VIII. 3. Nosoden

Nosoden sind Krankheitsprodukte. Die Bezeichnung geht auf Hering zurück, der als erster auf den Gedanken kam, Krankheiten mit ihren eigenen (potenzierten) Produkten zu behandeln. Zu diesem Zweck verrieb er Krätze-Eiter (*Psorinum*) und Speichel eines tollwütigen Hundes (*Lyssinum*) mit Milchzukker. Wenn man Ähnliches mit Ähnlichem heilen kann, dann – so ist man versucht zu denken – müßte es erst recht möglich sein, Gleiches mit Gleichem zu heilen. Doch „wer sich mit der Isotherapie befaßt, merkt sehr bald, daß sie nicht ganz hält, was sie verspricht. Das ‚Ison' trifft auf die gleiche schwache Stelle im Organismus wie der krankmachende Reiz. Seine Signalwirkung trifft auf taube oder vermindert empfindliche Rezeptoren. Anders das ‚Homoion', unser Simile. Es stößt möglichst nahe neben den unempfindlichen Rezeptoren auf benachbarte Rezeptoren, setzt gewissermaßen über ‚Mitnehmerscheiben' die schlafenden Reglerfunktionen in Gang" (Braun, Methodik der Homöotherapie, Sonntag-Verlag, 3. Aufl., S. 182–183).
Etwas anderes ist es, wenn mit den Nosoden Arzneimittelprüfungen am Gesunden durchgeführt und sie dann nach dem Ähnlichkeitsprinzip verordnet werden. So sind zumindest von den älteren Nosoden Arzneimittelbilder bekannt.
Als dritte Möglichkeit werden entsprechende Nosoden auch in den Fällen gegeben, wo eine Krankheit in der Familienanamnese oder in der persönlichen Anamnese eines Patienten eine wichtige Rolle spielt. Dies in der Meinung, dadurch eine Blockade aufzuheben, welche diese Krankheit bis dahin darstellte. Wenn also z. B. schwere Fälle von Tuberkulose in der

Familienanamnese bekannt sind, ist es gut möglich, daß der betreffende Patient einmal *Tuberculinum* brauchen wird. Im konkreten Fall müßten aber auch einzelne Symptome dieses Mittel anzeigen, da er sonst kaum für die feine und tiefgreifende Wirkung einer genügend potenzierten Arznei empfänglich ist. Von verschiedenen Autoren wird angegeben, daß die Nosoden bei der Behandlung eines chronisch Kranken höchstens ein Stück weit helfen können, niemals aber bis zur Heilung führen. Andererseits kann eine Nosode an einem bestimmten Punkt des Heilungsprozesses unerläßlich sein (vgl. S. 145). Dann dürfte sie allerdings durch die Symptome angezeigt sein. Allgemein wird also davon abgeraten, Nosoden nur auf einen vagen Verdacht hin zu verabreichen. Das Ähnlichkeitsprinzip ist immer noch der beste Führer in der Homöopathie.

Analog dem Psorinum gibt es auch für die Syphilis und die Sykosis Nosoden. Die Trippernosode Medorrhinum soll im folgenden ausführlich vorgestellt werden.

Medorrhinum

Medorrhinum ist potenzierter gonorrhoischer Eiter. Der Name nimmt Bezug auf das Kardinalsymptom der Gonorrhoe beim Mann: *medos* (griech.) bedeutet nämlich Glied und *rheo* fließen.

Eine durchgemachte Gonorrhoe per se ist noch keine Indikation für Medorrhinum. Diese ist nur dann gegeben, wenn der betreffende Patient Folgen von deren allopathischer Unterdrückung trägt oder wenn er ganz allgemein ins Arzneimittelbild von Medorrhinum paßt. Laut Springer ist Medorrhinum – entsprechend der weiten Verbreitung der Sykosis – namentlich in städtischen Agglomerationen auch bei Leuten, die selbst nie eine Gonorrhoe gehabt haben, ein häufig angezeigtes Mittel.

Bis vor kurzem waren aber neben wenigen, recht unspezifischen Gemüts-Symptomen nur somatische Symptome dieses Mittels bekannt. Es ist das Verdienst von G. Vithoulkas, erstmals ein differenziertes Bild des „Medorrhinum-Typs“ aufgezeichnet zu haben.

Danach handelt es sich mehrheitlich um Männer, denen man oft in guten Hotels und Bars begegnet. Der Medorrhinum-Typ ist ein „*lebender Exzeß*“, das heißt, ein Mensch voller Leidenschaften, die er schrankenlos – eben exzessiv – auslebt.

Die Sexualität nimmt bei ihm immer eine dominierende Stellung ein. Jugendliche haben sehr früh ihre ersten intimen Beziehungen oder greifen früh zu Drogen, denn Menschen, die diese Arznei brauchen, wollen alles, was ihnen „das Leben zu bieten hat“, ausprobieren und auskosten. Der Erwachsene beschäftigt sich ständig mit Sex. Der Mann überlegt sich bei jeder Frau, die ihm begegnet, wie „es“ mit der wohl wäre. Natürlich wird er sich auch als Verheirateter zwischendurch mal ein Abenteuer erlauben. Die Frau hält sich einen jugendlichen Liebhaber.

Ist gerade kein Sexualpartner verfügbar, wird exzessive Masturbation geübt. Nach dem bisher Gesagten liegt es nahe, daß jede Art sexueller Perversion ins Medorrhinum-Bild paßt. Auch bei Transsexuellen kommt dieses Mittel in Frage.

Alles Außergewöhnliche oder irgendwie „Verrückte“ paßt zu Medorrhinum.

Wie in der Sexualität zeigt sich der gleiche Hang zum Exzeß auch in der Arbeit und in der Freizeitgestaltung: Der Medorrhinum-Typ kann z. B. ohne weiteres eine Woche lang wie wahnsinnig arbeiten und über das verlängerte Wochenende nach den Kanarischen Inseln oder noch weiter weg fliegen. Ein Schüler kann in einem Semester der beste sein, im nächsten aber zu den schlechtesten gehören. Kontinuierliche Anstrengung und geordnetes Leben passen nicht zu diesem Mittel; vielmehr ist Unbeständigkeit sein charakteristischer Zug. Der Medorrhinum-Typ wählt keinen „gewöhnlichen“ Beruf oder bleibt zumindest nicht lange dabei. Oftmals findet man unter ihnen eigenwillige Künstler, die provozieren und faszinieren können, Prominente etc. Auch der fanatische Fernsehprediger, der mit viel Show und Selbstdarstellung auftritt, paßt zu diesem Mittel.

Der Medorrhinum-Patient hält sich für etwas Besonderes und läßt dies den Arzt auch spüren. Oft wird er ihn mit dem Namen statt mit dem Titel anreden, um ja kein Gefälle aufkommen zu lassen. Im Gegenteil versucht er eher, dieses zu seinen Gunsten zu wenden, indem er den Arzt zum Beispiel begrüßt mit: „Sie sind also Joachim Meier“, oder etwas herablassend: „Ich grüße Sie, Frau Huber.“ In der Konsultation ist er gewöhnlich sehr extravertiert und versucht schnell, die Szene zu beherrschen.

In allem, was sie tun, verhalten sich Medorrhinum-Typen irgendwie „extrem". Sie kennen keine Mitte. So können sie zum Beispiel sehr tierliebend sein. Es ist aber keine „gesunde" Tierliebe, sondern eine „verrückte". Das Tier steht dann völlig im Mittelpunkt, es wird zum Inhalt seines Lebens. Ein Kind kann schwer krank werden, weil sein Tier gestorben ist. Andererseits paßt echte Grausamkeit gegen Tiere ebenso ins Bild von Medorrhinum. Auch Gewalttätigkeit Menschen gegenüber kann vorkommen, besonders im Zusammenhang mit einer Liebesaffäre.

In der Regel erscheint der Medorrhinum-Typ hart und wenig feinfühlig. Wer mit ihm zu tun hat, findet ihn meist nicht besonders sympathisch. Er kann aber im Gegenteil auch extrem sensibel und durchaus liebenswürdig sein. Er ist dann feminin und nicht selten homosexuell. Dieser Typ ist sehr introvertiert und empfindlich auf Kritik aller Art. Er sagt in der Sprechstunde kein Wort und hat vorher womöglich Alkohol getrunken, damit er überhaupt kommen konnte. Er ist empfänglich für alles Schöne; der Anblick einer einsamen Blume beispielsweise kann ihn in Ekstase bringen. Ein Kind wird keine Mühe scheuen, eine Blume, die es auf dem Schulweg sieht, zu pflücken, auch wenn es deswegen zu spät zur Schule kommt. Wiederum fällt die extreme Ausprägung der Eigenschaft auf.

Häufig begegnet man bei Medorrhinum einem *manischen, ideenflüchtigen Zustand.* Alles wird mit Hast und Eile ausgeführt. Kinder lassen beim Schreiben Buchstaben und ganze Worte aus. Der Patient spricht einen Satz nicht fertig; er beginnt ihn, dann folgt eine Pause, schließlich fährt er mit etwas weiter, das gar nicht dazugehört. Er hat den Faden verloren, weil er in Gedanken bereits woanders war. Was gestern war, scheint ihm zwei Wochen zurück zu liegen. Er bezeichnet sein Empfinden als „wildes Gefühl", das er kaum beschreiben könne. Dadurch verliert er den Kontakt zur Umwelt, alles kommt ihm wie im Traum vor. Leicht kann ihm da die Kontrolle vollends entgleiten: Er vergißt die Namen seiner besten Freunde oder gar seinen eigenen. Seine Ideenflucht bringt ihn schließlich selbst zur Verzweiflung. Ängste können auftreten: Angst um die Gesundheit oder eine Furcht, ja eine fixe Idee, jemand folge ihm. Am Ende dieser Entwicklung steht also ein Verlust der geistigen und auch der körperlichen Kräfte. Es kommt zu Atrophie und Abmagerung.

Auch im *körperlichen Bereich* findet man das Exzessive und das Extreme: Die Absonderungen der Schleimhäute (Augen, Nase, Urethra, Vagina) sind reichlich. Solange sie ungehindert fließen können, ist das Befinden des Patienten gut. Werden sie jedoch durch allopathische Maßnahmen unterdrückt, kann die Krankheit nach innen fortschreiten, z. B. zu den Gelenken und dann zum Herzen. Hier kann eine Endokarditis entstehen, für die Medorrhinum ein Hauptmittel ist. Überhaupt sind schwere Herzkrankheiten in der Familienanamnese oder eine sehr frühe Herzkrankheit beim Patienten selbst Hinweise auf dieses Mittel.

Die Haut ist bei Frauen und Kindern zuweilen sehr fein und fast „ungesund" weiß (wächsernes Gesicht, schlanke, wächsern anmutende Beine). Beim Altern neigt die Haut dazu, erdig, fahl, gelblich und runzlig zu werden. Entsprechend passen auch alt aussehende Kinder ins Medorrhinum-Bild (sie „schrumpfen zusammen" bei Krankheit; vgl. XII. 3.). Medorrhinum-Kinder sind im allgemeinen unruhig und schwierig zu halten; dabei sind sie oftmals intelligent.

Von den Modalitäten sind zwei besonders charakteristisch: *Besserung abends und am Meer.* Der Medorrhinum-Typ ist ein „Morgenmuffel", der erst gegen Abend auflebt („am Abend wird man ja erst richtig ein Mensch") und gerne das Nachtleben genießt. Wem es abends und nachts allgemein schlechter geht, wird meist nicht auf Medorrhinum ansprechen. Die Besserung am Meer ist ebenso deutlich ausgeprägt. Sie kann so weit gehen, daß jemand sein Haus verkauft und ans Meer zieht. (Es kommt auch vor, daß der Kühle wegen die Meernähe bevorzugt wird; hier ist es aber das Meer als solches, das anzieht). Das einzige, was sie daran nicht schätzen, ist der heiße Sand; sie gehen nämlich lieber auf kühlen Fliesen. Die Füße sind überhaupt hitzeempfindlich und werden nachts gerne *aus dem Bett gestreckt* (Chamomilla, Pulsatilla, Sulfur). Die Kinder tragen nicht gerne Schuhe.

Zum Schlafen wird die Bauchlage bevorzugt. Im weiteren ist die *Knie-Ellbogen-Lage,* evtl. mit dem Gesicht ins Kissen

gedrückt (bei Kindern), typisch für Medorrhinum. Kein anderes Mittel hat das Symptom „Erleichterung im Asthma-Anfall bei Knie-Ellbogen-Lage". (Bei Asthma ist nicht selten Medorrhinum indiziert).
Bei den *Nahrungsmodalitäten* gibt es auch einige Charakteristika: Es besteht ein Verlangen nach süß, salzig, sauer (*unreifes Obst*), Fett, Fleisch, Orangen und Eis. Bei Leuten, die gerne *Eiswürfel* in den Mund nehmen und darauf kauen, sollte man nach weiteren Medorrhinum- (oder *Veratrum-*)Symptomen suchen. Eine Abneigung besteht gegen schleimige Dinge und Auberginen.

Eine Auswahl von weiteren Körpersymptomen soll das Bild abrunden:
- Schwellung der Unterschenkel und vor allem der Knöchel und/oder der Füße.
- Kalte Mammae und kalter Hintern.
- Heißhunger kurz nach dem Essen.
- Brennende Schmerzen in der Nackenregion, die sich nach unten erstrecken.
- Brennen zwischen den Schulterblättern (Lycopodium, Phosphorus).
- Nach Fischen riechender Fluor (Thuja, Sanicula).
- Nierenkoliken, besser nach dem Urinieren (Lycopodium).
- Schwellung der Oberlider (Kalium carbonicum, Apis).
- Warzen
- Vaginalmykose
- Mangelgeburten, angeborene Mißbildungen.
- Windeldermatitis
- Nägelkauen (typischerweise nicht nur ein bißchen, sondern exzessiv, bis aufs Fleisch!).

Medorrhinum ist ein Hauptmittel für *Gicht* und – aus naheliegenden Gründen – für den *M. Reiter.*
Der Medorrhinum-Patient ist immer ein „besonderer Fall", d. h. einer, den man – aus irgend einem Grund – nicht so schnell vergißt.

IX. Die 2. Konsultation und die weitere Behandlung

Die Ausführungen dieses Kapitels beziehen sich – wo nichts anderes vermerkt ist – auf die Behandlung von chronischen Krankheiten.

Wie wir gesehen haben, erfordert es viel Sorgfalt und Einsatz vom Arzt, bis er ein erstes homöopathisches Mittel verordnen kann. Dennoch wird die 2. Verschreibung von erfahrenen Homöopathen als die schwierigste bezeichnet. So schreibt zum Beispiel VITHOULKAS:[1]: „Viele Homöopathen sind durchaus in der Lage, beim ersten Mal das richtige Mittel zu finden; manch einer macht aber diesen Erfolg selbst zunichte, indem er das Mittel zum falschen Zeitpunkt wiederholt oder durch die Verordnung eines weiteren Mittels den Fortgang der Heilung stört" (S. 234).

Damit sind gleich die Hauptschwierigkeiten der 2. Verschreibung angedeutet:

1) der richtige Zeitpunkt
2) das richtige Mittel.

Ein sehr häufig begangener Fehler ist die *zu frühe Wiederholung* der Arzneigabe. Viele Ärzte geben sich nämlich zu wenig Rechenschaft über die lange Wirkdauer der Hochpotenzen. Sie beträgt für die

C 30	mindestens	35	Tage
C 200	mindestens	35	Tage
M	*mindestens*	35	Tage
XM	*mindestens*	35	Tage
CM	mindestens	3	Monate
MM	mindestens	1	Jahr

Vor Ablauf dieser Frist sollte also kein weiteres Mittel verordnet werden, ganz besonders dann nicht, wenn die Arznei gut gewirkt hat. In einem solchen Fall – das Mittel hat also geholfen, der Patient ist aber noch nicht beschwerdefrei – darf man die Arzneigabe nicht wiederholen in der Meinung, die

[1]) G. VITHOULKAS, Die wissenschaftliche Homöopathie, deutsche Übersetzung durch G. BEHNISCH, Burgdorf-Verlag.

Restsymptome würden dadurch rascher verschwinden. Im Gegenteil würde durch dieses Vorgehen die günstige Reaktion gestört. Es ist eines der wichtigsten Gebote in der Klassischen Homöopathie, eine Gabe voll auswirken zu lassen. Das bedeutet, daß man auch nach Ablauf der oben angegebenen Fristen keinesfalls automatisch repetieren soll, sondern erst dann, wenn die Beschwerden wieder eindeutig zunehmen oder die Heilung längere Zeit stagniert.

Hahnemann sagt dazu in den „Chronischen Krankheiten" (Band 1, S. 153): „Der Arzt hat also in chronischen Übeln jede antipsorische Arznei zuweilen sogar 30, 40, auch wohl 50 und mehr Tage *allein* wirken zu lassen, so lange sie die Krankheit, dem genauen Beobachter deutlich merkbar, obschon nur allmählich, zu bessern fortfährt – denn so lange hält ihre gute Wirkung in den angezeigten Gaben immer noch an, und sie darf in solchem Falle durch kein neues Mittel gestört und aufgehoben werden.

Läßt man aber die so passend gewählten antipsorischen Arzneien, wie gesagt, wenn sie fortwährend vorteilhaft wirken, nicht ihre volle Zeit auswirken, so wird aus der ganzen Kur nichts. Das allzu zeitig und noch vor Ablauf der Wirkung des jetzigen verordnete andere, an sich noch so treffliche Antipsorikum und so auch eine neue Gabe desselben, noch so eben vorteilhaft fortwirkenden Mittels, kann auf keinen Fall das Gute ersetzen, was durch Unterbrechung der vollen Auswirkung des vorgängigen wohltätigen verloren ging, und schwerlich durch irgend etwas wieder gut zu machen ist."

Für Patienten, die sich von der Allopathie her an tägliche Medikamenteneinnahme gewohnt sind, und die nicht verstehen können, daß eine einmalige Gabe so lange zu wirken imstande ist, empfiehlt Hahnemann regelmäßige Placebo-Gaben (vgl. Chronische Krankheiten, Bd. 1, S. 161). Man kann z. B. zu diesem Zweck 12 Pulvertütchen (wie die Apotheken sie für die Abgabe einzelner Tabletten verwenden) mit je einer Messerspitze Milchzucker füllen und sie von 1 bis 12 numerieren. In die Nummer 1 gibt man dazu 1–3 Globuli der Arznei. Der Patient erhält die Anweisung, den Nummern folgend zwei Pülverchen pro Woche abends vor dem Schlafen auf der Zunge vergehen zu lassen. Nach 6 Wochen wird er wieder in die Sprechstunde bestellt.

Unabhängig von dieser Methode sollte die 2. Konsultation etwa 6 Wochen nach der ersten stattfinden, wenn nicht besondere Umstände eine engmaschigere Kontrolle erfordern.
In dieser 2. Konsultation fällt dem Arzt die nicht immer einfache Aufgabe zu, die Wirkung der Arznei zu beurteilen. Ein optimistischer Patient beispielsweise wird unbedeutende Verbesserungen, die ebensogut auf Umweltfaktoren zurückgeführt werden können, zum Anlaß nehmen, die Wirkung des Mittels zu günstig zu beurteilen. Auf der anderen Seite kann ein verschlossener, pessimistischer Patient den Arzt ebenfalls irreführen, indem er ansatzweise Besserungen nicht für erwähnenswert hält. Dazu schreibt VITHOULKAS auf S. 235 der „Wissenschaftlichen Homöopathie": „Wenn ich den Verdacht schöpfe, ein verschlossener Patient berichte mir nicht den wirklichen Verlauf, entgegne ich unter Umständen: ‚Also gut – da sich ja offensichtlich überhaupt nichts verändert hat, bin ich *gezwungen*, Ihnen ein anderes Mittel zu geben. Falls das erste aber doch gewirkt haben sollte, müssen wir damit rechnen, daß das neue Mittel diese Wirkung wieder zunichte macht.' Der Patient erkennt die Gefahr, daß weitere Mittel die Heilwirkung der ersten Arznei ernsthaft gefährden können, und versucht nun wahrscheinlich, so gut er kann, zu beschreiben, wie es ihm tatsächlich geht. Auf diese Weise ist es dann doch häufig möglich, das wirkliche Symptomenbild herauszufinden."
VITHOULKAS schlägt 7 Fragen vor, um den Ablauf der 2. Konsultation zu strukturieren und um die Entscheidungsgrundlagen für das weitere Vorgehen zu finden:
1) Wie fühlt sich der Patient im allgemeinen? Hat sich sein Gesundheitszustand verändert?
2) Hat sich die Tatkraft, die Energie des Patienten verändert? Ist er besser imstande, mit den verschiedenen Belastungen seines Alltags fertig zu werden?
3) Hat sich die Hauptbeschwerde, deretwegen der Patient den Arzt aufsuchte, verändert?
4) Was hat sich auf der geistigen und emotionalen Ebene abgespielt?
5) Wie haben sich die übrigen Symptome verhalten? (Alle Symptome der Erstbefragung durchgehen).
6) Sind neue Symptome aufgetreten?

7) Hat der Patient von sich aus das Bedürfnis, Symptome, über die er früher schon berichtet hatte, näher zu erläutern?

ad 1) In diesem Zusammenhang soll auch nach Schlaf und Menstruationszyklus gefragt werden, da diese Bereiche die Wirkung des Mittels auf den Allgemeinzustand gut anzeigen.

ad 2) Ein Patient beantwortet diese Frage vielleicht negativ, hat dabei aber – da es ihm offensichtlich besser ging – doppelt so viel gearbeitet wie vorher ...

ad 6) Hier gilt es, genau zu prüfen, ob es sich tatsächlich um ein neues Symptom handelt oder ob eine Beschwerde wieder auftritt, die der Patient früher schon einmal gehabt hatte (vgl. IX. 2. 9.).

IX. 1. Die Reaktion auf die 1. Gabe und ihre Interpretation

Kent hat 11 Reaktionsmöglichkeiten formuliert, die nach Applikation der ersten Gabe beobachtet werden können (vgl. Zur Theorie der Homöopathie, S. 308ff.).

0)[1] *Keine Veränderung*

Der Patient kommt nach 6 Wochen wieder in die Sprechstunde und sagt, es sei alles beim alten geblieben. Genaues Nachfragen bestätigt, daß sich tatsächlich nichts oder nichts Eindeutiges geändert hat. Der Verdacht liegt natürlich nahe, daß das verordnete Mittel nicht das richtige war. Dem muß aber nicht so sein. Es gibt verschiedene Möglichkeiten, weshalb ein passendes Mittel doch nicht wirkt:

- Die verabreichte Potenz war zu tief, d. h. zu schwach, um bei einer schon fest verwurzelten Krankheit etwas zu bewirken.
- Durch einen Störfaktor (z. B. Kaffee) wurde das Mittel gleich wieder antidotiert.
- Bei längerer Vorbehandlung, sei es allopathisch oder homöopathisch, findet man oftmals kein Ansprechen auf die erste Gabe des richtigen Mittels.

[1]) Diesen Fall hat Kent nicht erwähnt, doch muß diese naheliegende Möglichkeit auch behandelt werden.

- Es gibt langsam wirkende Mittel (z. B. Lycopodium, Natrium muriaticum, Silicea) oder langsam reagierende Patienten.

1) Dem Patienten geht es immer schlechter, bis er schließlich stirbt

Soweit kann es kommen, wenn einem unheilbar Kranken eine zu hohe Potenz seines Homöopsorikums gegeben wird. „[...] das Mittel hat den Organismus zur Reaktion aufgewühlt, damit aber nur Zerstörung eingeleitet, da keine Kraftreserven zu heilsamer Reaktion mehr da waren" (KENT, S. 309).
Dies ist da der Fall, wo bereits schwere organische Veränderungen an lebenswichtigen Organen vorliegen und die Lebenskraft schon stark angegriffen ist.

2) Lange Verschlimmerung, dann langsame Besserung

In diesem Fall liegen ausgeprägte Gewebsläsionen erst im Anfangsstadium vor. „Die Verschlimmerung kann vielleicht manche Wochen andauern, dann aber scheint der Organismus sich doch aufzurappeln, und von da an beginnt eine langsame aber sichere Erholungsphase" (KENT, S. 310).

3) Rasch eintretende, kurze, heftige Verschlimmerung und danach schnelle und anhaltende Besserung

Hier handelt es sich um die klassische *Erstverschlimmerung,* wie sie in der Homöopathie wohlbekannt und gerne gesehen ist, da ihr gewöhnlich eine dauerhafte Besserung folgt. Es ist die Antwort einer gesunden Lebenskraft auf ein gut passendes Mittel. „[...] je tiefer eingenistet die Krankheit sich schon hat, je mehr Gewebsveränderungen schon da sind, desto wunderbarer, aber auch heftiger, unangenehmer und schmerzhafter ist die Reaktion" (KENT, S. 297).
Dies gilt sowohl für akute als auch für chronische Krankheiten. Bei einer akuten Krankheit tritt eine Erstverschlimmerung innerhalb von Minuten bis Stunden auf. Neben einer Steigerung der Krankheitssymptome kann sie sich hier z. B. auch als Schweißausbruch, Diarrhoe oder als Urinflut zeigen. Bei chronischen Krankheiten kann die Erstverschlimmerung ebenfalls in vermehrten Ausscheidungen bestehen, namentlich in Fällen, wo Symptome während längerer Zeit unter-

drückt wurden (vgl. KENT, S. 296). Sie kann hier auch erst zwischen dem 10. und 14. Tag eintreten.
Eine Erstverschlimmerung ist in den allermeisten Fällen ungefährlich und unschädlich (vgl. aber S. 115).

4) Besserung ohne Erstverschlimmerung
Eine Besserung ohne Erstverschlimmerung ist möglich bei rein funktionellen Leiden, falls die gegebene Potenz genau richtig war. Eine sehr tiefe oder eine zu hohe Potenz können auch bei funktionellen Leiden Erstverschlimmerungen hervorrufen.

5) Anfängliche Besserung, dann Verschlimmerung
Zwei Möglichkeiten können dieser Reaktion zugrundeliegen:
1) Das gewählte Mittel deckte nur die oberflächlichen Symptome des Falles, d. h. gewöhnlich die Lokalsymptome der Hauptbeschwerde. Ein solches Mittel wirkt bestenfalls palliativ, die Besserung ist aber nicht dauerhaft.
2) Das gewählte Mittel war zwar richtig, der Patient ist aber unheilbar, da die Krankheit schon zu viel Schaden angerichtet hat.

6) Zu kurzes Anhalten der Besserung
(d. h. weniger als 35 Tage bei chronischen Krankheiten)
In diesem Fall besteht wiederum die Möglichkeit, daß das gewählte Mittel nur palliativ wirkte oder daß es sich um einen reinen Suggestiveffekt handelte. Das Mittel war also nicht das richtige. Zu kurzes Anhalten der Hochpotenzwirkung kann aber auch heißen, daß diese durch irgendeinen Umstand im Leben des Patienten aufgehoben wurde (vgl. S. 150ff.). Dies ist dann besonders naheliegend, wenn der Besserung eine Erstverschlimmerung vorausgegangen war.
Schließlich wird bei sehr schweren Krankheiten ebenfalls eine zu kurze Wirkung des Mittels beobachtet. Solche Fälle sind aber selten, so daß diese Möglichkeit laut KÜNZLI kaum je in Betracht gezogen werden muß.

7) Besserung der Symptome für die volle Wirkdauer ohne Besserung des Allgemeinbefindens des Patienten
Hier handelt es sich um Patienten, die wegen fehlenden Organen oder Schäden an bestehenden, lebenswichtigen Organen

nicht vollständig geheilt werden können. Man muß sich mit einer Linderung der Beschwerden begnügen. KENT erwähnt als Beispiele dazu Status nach Herzinfarkt, Leberzirrhose, abgekapselte Tuberkel, Status nach Nephrektomie. Nach KÜNZLI gehören auch Patienten nach Hysterektomie, Strumektomie und eventuell nach Prostatektomie oder Vasektomie in diese Kategorie. Bis jetzt fehlen hingegen Hinweise dafür, daß die Entfernung von Tonsillen, Gallenblase oder Appendix ebenfalls solche Folgen haben könnte.

8) Arzneimittelprüfungs-Effekt wegen Überempfindlichkeit des Patienten

Bei überempfindlichen Patienten können nach einer Einzelgabe einer Hochpotenz neue Symptome dieser Arznei auftreten. Es kommt also zu einer Art unfreiwilligen Arzneimittelprüfung. Dies kann der Fall sein bei Personen, die „zur Hysterie neigen, übernervös, überempfindlich in jeder Hinsicht sind" (KENT S. 315). Schlechte homöopathische Vorbehandlung (zu oft und zu rasch hintereinander wiederholte Gaben, häufiger Wechsel des Mittels) kann auch zu Überempfindlichkeit gegen Hochpotenzen führen.

9) Auftreten neuer Symptome

Handelt es sich um *bedeutende* neue Symptome, so heißt dies, daß ein unpassendes Mittel gegeben wurde.

10) Rückkehr früherer Symptome

Dies ist ein Zeichen, daß die Krankheit auf dem Weg zur Heilung ist. Die HERING'sche Regel besagt, daß bei echter Heilung frühere Symptome *in der umgekehrten Reihenfolge ihres Auftretens* wieder erscheinen und/oder daß sich die Symptome *von innen nach außen* und *von oben nach unten* verlagern. Tritt zum Beispiel im Laufe der Behandlung einer inneren Krankheit ein Hautausschlag auf, währenddem die Beschwerden von seiten des inneren Organs abnehmen, so ist dies ein sehr gutes Zeichen, da die Krankheit nach außen tritt. Auch Gelenkbeschwerden sind im Vergleich zu Erkrankungen innerer Organe „außen". Bei der Behandlung eines generalisierten Hautausschlags ist es ein günstiges Zeichen zu beobachten, daß er zuerst am Kopf verschwindet, dann am Rumpf und schließlich an den Extremitäten.

11) Die Symptome schlagen eine falsche Richtung ein (also der HERING*'schen Regel entgegengesetzt)*

Behandeln wir einen Patienten für seine Gelenkschmerzen und diese bessern sich, gleichzeitig klagt er aber über Herzbeschwerden (gleichgültig, ob es sich dabei um ein altes oder neues Symptom handelt), wissen wir, daß wir uns auf dem falschen Weg befinden und die Krankheit einen gefährlichen Verlauf zu nehmen droht.

Diese Situation tritt vor allem dann ein, wenn man ein Mittel verschreibt, das nur für die Lokalsymptome der Hauptbeschwerde paßt. „Die große Gefahr ist stets, ein Mittel zu wählen, das nur auf die äußeren Symptome allein paßt, d. h. zum Beispiel auf die Hautsymptome, und dabei jene Symptome zu ignorieren, die der Patient sonst noch hat, d. h. den Zustand des ganzen Organismus, des Patienten als Ganzes, zu ignorieren. Das Mittel, das so wohl auf die Hautsymptome paßt, aber auf die ganze sonstige Symptomatologie des Patienten nicht, kann unter Umständen die Hautkrankheit dann unterdrücken, also von der Haut verschwinden machen. Das ist partielle Therapie, Unterdrückung eines einzelnen Symptoms oder Syndroms, die aber stets auf Kosten anderer Symptome geht, ist also nur eine Verschiebung der Gewichte. Es entwickelt sich dann dafür etwas Inneres, was stets schlimmer ist als Äußeres. Der Patient ist also durch das Verschwinden des Hautausschlages nicht geheilt. Er *bleibt* krank, und zwar so lange, bis der Hautausschlag wieder zurückkommt, entweder da, wo er zuerst saß, oder aber auch an einem anderen Platz" (KENT S. 317).

IX. 2. Konsequenzen für die 2. Verschreibung

Die folgenden Ratschläge für die 2. Verschreibung stammen von KÜNZLI.

0) Keine Reaktion nach 6 Wochen

– *Genügend hohe Potenz geben* (vgl. S. 112).

- *Störfaktor ausschalten,* wo ein solcher gefunden werden kann.
- War die Potenz genügend hoch und ließ sich kein Störfaktor nachweisen oder wurde dieser ausgeschaltet, und ist man – nach nochmaligem Studium des Falles – nach wie vor überzeugt, das passende Mittel verabreicht zu haben, so soll man dieses in gleicher Potenz noch einmal geben. Tritt nach weiteren 6 Wochen wiederum keine Veränderung ein, kann man dasselbe Mittel unter Umständen noch ein drittes Mal versuchen, diesmal aber in einer höheren Potenz (also gewöhnlich die CM).[1]) Drei Monate später sollte dann eine Reaktion zu sehen sein, wenn das Mittel richtig ist.
- In einem Fall, wo nach wiederholtem Studium der Krankengeschichte ein bestimmtes Mittel eindeutig indiziert scheint und doch nicht wirkt, ist vielleicht eine *Nosode* erforderlich (vgl. VIII. 3.). Zu diesem Zweck muß man die persönliche Anamnese des Patienten allenfalls vervollständigen: Vielleicht hatte er einen sehr schweren Keuchhusten, oder möglicherweise gehen gewisse Beschwerden auf eine Impfung zurück. Schließlich ist die Familienanamnese auf Tuberkulosefälle und Geschlechtskrankheiten hin zu untersuchen. Die besten Chancen für das Wirken einer Nosode bestehen aber immer dann, wenn diese auch durch einige Symptome angezeigt ist.

1) Verschlimmerung bis zum Tod

Falls ein solcher Verlauf droht, müßte die Mittelwirkung durch Kampfer oder Spiritus nitri dulcis antidotiert werden. Außerdem besteht die Möglichkeit, unter den als Antidote zum verabreichten Mittel bekannten Arzneien[2]) jene (in potenzierter Form) auszuwählen, die dem Krankheitsfall am ähnlichsten ist (= dynamisches Antidot). Ein solch ungünstiger

[1]) Selten findet man Patienten, die auf eine tiefe Potenz besser ansprechen. Hat man auf hohe Potenzen eines Mittels, das sich nach wiederholtem, eingehendem Studium als passend erweisen sollte, keine Reaktion, kann man es z. B. einmal in der C3 oder QI versuchen.

[2]) Vgl. „Das kleine Buch der Arzneimittel-Beziehungen", O.-Verlag.

Verlauf läßt sich vermeiden, indem man in Fällen, wo diese Reaktion eintreten könnte, mit der Potenz nicht höher als C30 oder C200 geht (vgl. S. 115). Fiele die Wahl auf ein mineralisches Mittel, so kann es außerdem von Vorteil sein, die Behandlung mit dem nächst ähnlichen *pflanzlichen* Mittel zu beginnen, bis sich der Gesundheitszustand des Patienten etwas verbessert. (Die pflanzlichen Arzneien führen kaum zu dramatischen Verschlimmerungen).

2) Lange Verschlimmerung, dann Besserung
Bei diesem Verlauf muß man mit der 2. Gabe unbedingt warten, solange die Besserung anhält, auch wenn dies ein Jahr dauert. Erst wenn es zu einem Rückfall in den früheren Zustand kommt, gibt man nochmals dasselbe Mittel in derselben Potenz. Die 2. Gabe wird dann in der Regel besser vertragen.

3) Kurze, heftige Verschlimmerung, dann Besserung
Eine Erstverschlimmerung soll man *so ungestört wie möglich ablaufen lassen.* Höchstens milde Hilfsmittel wie Wickel, Tees, Dämpfe etc. zur Linderung heftiger Beschwerden sind erlaubt. Nie aber dürfen diese zur Unterdrückung der Reaktion führen. Selbstverständlich verbietet sich auch die Anwendung von homöopathischen Mitteln. Erst wenn die Beschwerden, deretwegen der Patient gekommen ist, wieder erscheinen, was meist später als nach 35 Tagen der Fall ist, gibt man wieder dasselbe Mittel in derselben Potenz.

4) Besserung ohne Erstverschlimmerung
Hier gilt das gleiche wie in den Fällen 2) und 3).

5) Anfängliche Besserung, dann folgt Verschlimmerung
- Im Falle der Palliativwirkung sucht man ein besser passendes Mittel.
- Kommen wir hingegen zum Schluß, daß es sich um einen unheilbaren Patienten handelt, geben wir dasselbe Mittel, aber in tieferer Potenz, oder wir verordnen statt des mineralischen Simillimums ein pflanzliches Simile (analog zu Fall 1)).

6) Zu kurzes Andauern der Besserung

Hier gilt es, zunächst abzuklären, ob es sich tatsächlich um einen Rückfall handelt oder ob man es lediglich mit einer unbedeutenden Schwankung in einem sonst günstigen Verlauf zu tun hat. Durch die anfängliche deutliche Besserung wurden im Patienten vielleicht übertriebene Erwartungen geweckt, die er nun durch eine kleine Verschlechterung gefährdet sieht.

Geht es dem Patienten aber vor Ablauf von 35 Tagen genauso schlecht wie vor Beginn der Behandlung, muß entweder ein anderes Mittel gesucht oder der Störfaktor eruiert und ausgeschaltet werden. Im letzteren Fall, also bei Antidotierung der Mittelwirkung, wartet man besser gleichwohl 35 Tage bis zur Wiederholung derselben Arznei.

7) Besserung der Symptome ohne Besserung des Allgemeinbefindens

Hier gilt es wiederum abzuwarten, bis die Symptome sich verschlimmern. Dann gibt man das gleiche Mittel in der gleichen Potenz.

8) Arzneimittelprüfungs-Effekt bei Überempfindlichen

Hat ein Patient einmal auf eine Einzelgabe einer Hochpotenz mit Arzneimittelprüfungs-Symptomen reagiert, soll man bei ihm mit der Potenz nicht höher als C30 oder C200 gehen. Auch von Q-Potenzen ist in solchen Fällen abzuraten.

9) Auftreten neuer Symptome

In diesem Fall ist es wichtig zu prüfen, ob es sich nicht um Symptome handelt, die der Patient schon einmal gehabt, in der Zwischenzeit aber wieder vergessen hat.

Handelt es sich wirklich um neue und um *bedeutende* Symptome, so befindet man sich mit der Behandlung sicher auf dem falschen Weg.

Beispiele bedeutender Symptome: der Schlaf wird deutlich schlechter; der Monatszyklus, der bis dahin regelmäßig war, wird plötzlich unregelmäßig, oder es treten neu Herzklopfen oder Atemnot auf. Solche neuen Symptome müssen dann bevorzugt in die nächste Arzneiwahl einbezogen werden. Auch in diesem Fall sollte bei der Behandlung chronischer

Krankheiten nicht vor Ablauf von 35 Tagen ein neues Mittel gegeben werden, es sei denn, die neuen Beschwerden seien sehr störend.

10) Rückkehr früherer Symptome
Wenn möglich sollte man diese Symptome spontan ablaufen lassen. Nur wenn sie sehr lästig sind oder hartnäckig stehen bleiben, gibt man *dasselbe* Mittel in der gleichen Potenz. Auch wenn das wiederauftretende, alte Symptom besser zu einem anderen Mittel passen würde, bleibt man also auf jenem, das diese Heilreaktion in Gang gebracht hat. Rückkehr alter Symptome kann z. B. auch heißen, daß jemand, der früher oft erkältet war, in letzter Zeit aber nicht mehr, nun wieder eine Phase erhöhter Erkältungsanfälligkeit durchmacht.

11) Falsche Richtung der Symptome
Antidotieren ist immer eine Notlösung, die Verwirrung in einen Verlauf bringen kann und daher möglichst vermieden werden sollte. Wenn die Symptome beginnen, der HERING-'schen Regel entgegengesetzt zu verlaufen, genügt es in der Regel, den Fall nochmals zu studieren und das besser passende Mittel zu geben.

Es versteht sich von selbst, daß diese hier angegebenen Richtlinien für die 2. Verschreibung analog auch auf jede weitere Verschreibung angewandt werden können.

IX. 3. Die weitere Behandlung

Der Zeitpunkt einer erneuten Arzneimittelgabe
Der wichtigste Grundsatz – es sei wiederholt – ist der, daß man nie in eine Besserung hinein etwas verordnen darf. Allerdings bedarf der Begriff der Besserung dazu noch einer genaueren Umschreibung. Mit „Besserung“ ist nicht unbedingt Linderung der Hauptbeschwerde, deretwegen der Patient die Behandlung gesucht hat, gemeint. Viel wichtiger für die Frage, ob die Arzneigabe wiederholt werden soll oder nicht, sind oft das *Allgemeinbefinden* und die *Psyche* des Patienten. Sind Verbesserungen in diesen Bereichen eingetreten, heißt dies, daß die

Arznei tiefgreifend wirkt, und daß sie im allgemeinen nicht wiedergegeben werden darf, solange diese Verbesserungen anhalten, auch wenn die körperliche Hauptbeschwerde noch nicht wesentlich gelindert wurde. So weisen auch Normalisierungen des Schlafes und eines bis anhin anomalen Menstruationszyklus darauf hin, daß man auf dem richtigen Weg ist.
Im weiteren soll man nicht jede kleine Verschlechterung zum Anlaß nehmen, die Arzneigabe zu wiederholen. Die Heilung einer schon länger bestehenden Krankheit verläuft selten geradlinig. Dazu kommen umweltbedingte Schwankungen. Solange gesamthaft gesehen ein Aufwärtstrend festgestellt wird, ist es noch nicht Zeit für eine nächste Gabe.
Nicht selten trifft man den Fall, daß eine Beschwerde gelindert wurde, während eine andere unverändert geblieben ist. Dies zeigt an, daß ein Heilprozeß in Gang gekommen ist, der möglicherweise noch fortschreitet und in diesem Fall durch eine Wiederholung der Arznei nur ungünstig beeinflußt würde. Deshalb empfiehlt es sich zu warten, bis sich das gebesserte Symptom wieder verschlechtert.
Bei der Behandlung von *Hypertonie, Anämie, Tumoren, Ulcera ventriculi et duodeni, Sterilität, Zyklusanomalien* oder *Fußsohlenwarzen*[1]) empfiehlt KÜNZLI, diese *allein* als Parameter für die Wiederholung der Arznei heranzuziehen. Zeigen diese Befunde keine Veränderung, so soll nach 6 Wochen wieder eine Dosis gegeben werden.
Wenn Hautausschläge oder Körperabsonderungen auftreten, die mit einer Besserung des Allgemeinbefindens einhergehen, soll kein Arzneimittel verschrieben werden.
Stets den richtigen Zeitpunkt für eine erneute Arzneimittelgabe zu finden, erfordert viel Erfahrung. Im allgemeinen repetiert man aber eher zu früh als zu spät. Man sollte sich daher in Zweifelsfällen immer fürs Zuwarten oder, wenn nötig, für Placebogaben entscheiden.

Grundsätze zur Wahl von Arznei und Potenz

– *Nie von einem Mittel abgehen, solange es günstig wirkt,* auch wenn typische Symptome, die seine Wahl ursprüng-

[1]) Auch wenn der Patient wegen eines andern Leidens in die Sprechstunde kam, sollten Fußsohlenwarzen verschwinden, wenn das Mittel korrekt gewählt würde.

lich nahegelegt haben, nicht mehr da sind. Mit andern Worten, man wiederholt das Mittel, das geholfen hat, so lange, bis man damit keine positive Wirkung mehr erzielt. Nachdem ein Mittel 2mal in der XM-Potenz gegeben wurde, verabreicht man das nächste Mal die CM, die (bei Rückkehr der Beschwerden) ebenfalls einmal wiederholt werden kann (cave: die CM wirkt mindestens 3 Monate). Danach geht man gewöhnlich auf die C200 hinunter. Die übliche Potenzskala, die grundsätzlich beliebig oft durchlaufen werden kann, ist also:

C200 – M – XM – CM – (evtl. MM)[1]) – C200 etc.,

wobei jede Potenz einmal wiederholt wird, bevor man zur nächst höheren übergeht. Wenn eine Potenz beim 2. Mal immer noch bedeutend länger als 35 Tage wirkt, kann man aber auch ein 3. und 4. Mal auf ihr bleiben. Erst wenn die Wirkung sich rascher zu erschöpfen beginnt, muß man zur nächst höheren übergehen.

– Wenn ein Mittel während längerer Zeit gut geholfen hat, nun aber keine weiteren Fortschritte mehr bringt und ein lästiges Restsymptom ungeheilt läßt, sucht man zu dessen Linderung am besten unter den *Komplementärmitteln* der vorher gegebenen Arznei. Ein solches Komplementärmittel kann die Wirkung eines andern Mittels, zu dem es ergänzend steht, vollenden. Aufschluß über diese Verhältnisse gibt das bereits erwähnte „Kleine Buch der Arzneimittel-Beziehungen". Dort findet man auch, welche Mittel nicht gut aufeinander folgen. So besteht beispielsweise die Reihe *Sulfur – Calcarea – Lycopodium – (Sulfur),* d. h. Calcarea folgt gut auf Sulfur und Sulfur gut auf Lycopodium. Hingegen empfiehlt es sich nicht, Lycopodium nach Sulfur oder Sulfur nach Calcarea zu geben, vorausgesetzt, das vorgängige Mittel hat eine günstige Wirkung gezeigt.

Hindernisse der Heilung

Wenn ein gut passendes Mittel nicht hilft oder wenn eine Besserung zu wenig lange anhält, so ist immer an einen Stör-

[1]) Die MM-Potenz gibt man im allgemeinen nicht gerne, da man in der Folge während eines ganzen Jahres kein weiteres Mittel verordnen sollte.

faktor zu denken. Daß allopathische Medikamente, Kampfer, Kamillentee, Kaffee etc. die Mittelwirkung stören bzw. aufheben können, wurde bereits im VII. Kapitel gesagt.

Hahnemann räumt den sogenannten Hindernissen der Heilung in seinen „Chronischen Krankheiten" (Band 1, S. 131–144) breiten Raum ein. (Die Anmerkung zum Organon-Paragraphen 260 befaßt sich ebenfalls damit). Diese Hindernisse der Heilung können in der *Ernährung,* der *Lebensweise,* in *psychischen Belastungen* oder in der *allopathischen Vorbehandlung* des (chronisch) Kranken liegen.

„Was *die Diät* anlangt, so können alle Klassen von Menschen, wenn sie von einer langwierigen Krankheit hergestellt werden wollen, sich einige Einschränkungen gefallen lassen" (S. 134).

Hahnemann hat mit großem Nachdruck den Kaffee für alle diese Patienten verboten. Ebenso hat er vom Schwarztee abgeraten. Von den alkoholischen Getränken hat er nur den Wein, verdünnt mit viel Wasser, erlaubt. Saure Dinge, Gewürze und Kräuter hat er ebenfalls zu meiden empfohlen. Das Rauchen hat er nicht generell untersagt, wohl aber den Schnupftabak.

Großes Gewicht bei der Verhinderung der Heilung maß er *psychischen Belastungen* zu:

„Übermäßige Strapazen, Arbeiten in Sümpfen, große Beschädigungen und Verwundungen des Körpers, Übermaß von Kälte oder Hitze und selbst der unbefriedigte Hunger der Armut und ihre ungesunden Nahrungsmittel usw. vermögen bei weitem nicht so sehr das im Hinterhalte der Verborgenheit lauernde, fürchterliche Siechtum der Psora zum Ausbruche bedeutender chronischer Krankheiten zu bringen, [...] als etliche Monate, bei aller körperlichen Bequemlichkeit, in einer unglücklichen Ehe oder mit einem nagenden Gewissen" (S. 139). Und weiter unten: *„Ununterbrochener Kummer oder Ärgernis* erhöhet ja selbst die kleinsten Spuren noch schlummernder Psora gar bald zu größeren Symptomen und entwickelt sie dann unvermutet zum Ausbruche aller erdenklichen chronischen Leiden gewisser und öfter als alle anderen nachteiligen Einflüsse im gewöhnlichen Menschenleben auf den Organismus, [...]" (S. 140).

Ungünstig wird die Prognose, wie erwähnt, auch bei langer allopathischer Vorbehandlung:

„Da wird durch so viele unpassende, ja schon durch ihre Heftigkeit und ofte Wiederholung in großen Gaben schädliche Arzneien die stets zum Grunde liegende, wenn auch nicht mit Syphilis kombinierte Psora, mit den aus ihr hervorquellenden, chronischen Leiden, von Jahr zu Jahre unheilbarer und nach mehrjähriger Fortsetzung solcher zweckwidrigen ärztlichen Eingriffe in den Organismus schier ganz unheilbar" (S. 141).
Nach längerer systemischer Therapie mit *Corticosteroiden* beispielsweise ist eine Heilung auf homöopathischem Wege selten noch möglich.
BEHNISCH weist darauf hin, daß auch *geopathische Einflüsse* (Wasseradern, Strahlungen des Erdmagnetfeldes, Verwerfungen und namentlich Kreuzungen solcher Emissionsquellen) ein Heilungshindernis darstellen können. Geübte Rutengänger oder geeignete Meßapparate können solche Störquellen eruieren.

Interkurrente Erkrankung während der Langzeitbehandlung
Tritt eine akute Erkrankung vor Ablauf der Mindest-Wirkdauer der zuletzt verabreichten Hochpotenz auf, so soll man sich äußerste Zurückhaltung mit der Verordnung eines homöopathischen Mittels auferlegen. Dies besonders dann, wenn die Langzeitbehandlung Fortschritte macht, denn jede andere Arznei, auch wenn sie für die akuten Symptome gut paßt, bringt eine gewisse Störung in den Heilungsprozeß der chronischen Krankheit. Deshalb läßt man leichtere Erkrankungen, die nach wenigen Tagen ohnehin von selbst verschwinden, besser unbehandelt. Nur bei stark beeinträchtigenden Beschwerden gibt man das auf die akuten Symptome passende Mittel (am besten als einmalige Gabe einer Hochpotenz). KÜNZLI rät, danach 35 Tage zu warten, bis man mit der Behandlung der chronischen Krankheit wieder einsetzt.
Eine weitere Möglichkeit besteht darin, eine interkurrente, akute Erkrankung mittels einer anderen, nicht unterdrückenden Behandlungsmethode, z. B. mit Akupunktur, anzugehen.
Kann das verordnete Konstitutionsmittel überhaupt richtig sein, wenn der Patient wenig später z. B. von einem grippalen Infekt befallen wird? KÜNZLI ist der Ansicht, daß man auch während der Behandlung mit seinem Konstitutionsmittel von einer Epidemie erfaßt werden kann. Erst eine längere Therapie

mit demselben könne einem – zumindest vor Erkältungskrankheiten – weitgehend schützen.
Eine spezielle Situation bietet sich dann, wenn ein Patient den Arzt wegen chronisch rezidivierenden Schüben einer akuten Krankheit aufgesucht hat, also wegen rezidivierender Angina, Otitis, Cystitis etc. Die chronische Krankheit besteht hier in der Anfälligkeit für die genannten Störungen. Tritt in diesem Fall nun innerhalb der Wirkdauer des konstitutionellen Mittels ein akuter Krankheitsschub oder eine Exazerbation auf, so dürfte das verabreichte Mittel kaum das richtige gewesen sein. Ist aber der akute Schub ungewöhnlich heftig, so handelt es sich – besonders, wenn dies wenige Tage nach Mitteleinnahme geschieht – höchstwahrscheinlich um eine Erstverschlimmerung mit folglich guter Prognose. Ebenfalls ein günstiges Zeichen ist es, wenn z. B. das Fieber höher, aber die Schmerzen geringer als gewöhnlich sind, oder umgekehrt.

X. Zur Homöopathie in der Psychiatrie

X. 1. Hahnemann und die Psychiatrie

Die Behandlung von psychisch Kranken war HAHNEMANN ein besonderes Anliegen. Seine Grundsätze dazu finden sich in den §§ 210–230 des Organons.
§ 210: „Sie [die Geistes- und Gemütskrankheiten] machen jedoch keine von den übrigen scharf getrennte Klasse von Krankheiten aus, indem auch in jeder der übrigen sogenannten Körperkrankheiten die Gemüts- und Geistesverfassung *allemal* geändert ist, und in allen zu heilenden Krankheitsfällen der Gemütszustand des Kranken als eins der vorzüglichsten mit in den Inbegriff der Symptome aufzunehmen ist, wenn man ein treues Bild von der Krankheit verzeichnen will, um sie hienach mit Erfolg homöopathisch heilen zu können."

»Andererseits gibt es „keinen kräftigen Arzneistoff [...], welcher nicht den Gemüts- und Geisteszustand des ihn versuchenden, gesunden Menschen sehr merkbar veränderte, und zwar jede Arznei auf verschiedene Weise." (§ 212).

§ 214: „Was ich also über die Heilung der Geistes- und Gemütskrankheiten zu lehren habe, wird sich auf Weniges beschränken können, da sie nur auf dieselbe Art und gar nicht anders als alle übrigen Krankheiten zu heilen sind, das ist, durch ein Heilmittel, was eine dem Krankheitsfalle möglichst ähnliche Krankheitspotenz in ihren, an Leib und Seele gesunden Menschen zu Tage gelegten Symptomen darbietet."

Dieses „Wenige" zeigt allerdings, wie weit HAHNEMANN seiner Zeit auch bezüglich Umgang mit Geisteskranken voraus war:
§ 228: „Dem wütenden Wahnsinn muß man stille Unerschrockenheit und kaltblütigen, festen Willen, – dem peinlich klagenden Jammer stummes Bedauern in Mienen und Gebärden, – dem unsinnigen Geschwätze nicht ganz unaufmerksames Stillschweigen, – einem ekelhaften und gräuelvollen Benehmen und ähnlichem Gerede völlige Unaufmerksamkeit entgegensetzen. Den Verwüstungen und Beschädigungen der

Außendinge beuge man bloß vor, verhüte sie, *ohne dem Kranken Vorwürfe darüber zu machen,* und richte alles so ein, daß durchaus alle körperlichen Züchtigungen und Peinigungen wegfallen."

§ 229: „Auf der andern Seite sind Widerspruch, eifrige Verständigungen, heftige Zurechtweisungen und Schmähungen sowie schwache, furchtsame Nachgiebigkeit bei ihnen ganz am unrechten Orte, sind gleiche schädliche Behandlungen ihres Geistes und Gemüts. Am meisten werden sie jedoch durch Hohn, Betrug und ihnen merkliche Täuschung erbittert und in ihrer Krankheit verschlimmert. *Immer müssen Arzt und Aufseher den Schein annehmen, als ob man ihnen Vernunft zutraue.*"

Hahnemann hat auch bereits erkannt, daß es offenbar Depressionsformen gibt, welche auf körperliche Ursachen zurückzuführen sind und andere, die aus ungünstigen Einflüssen direkt auf die Psyche hervorgehen, analog zu unserer heutigen Unterscheidung in exogene bzw. endogene und psychoreaktive Depressionen. Er hat daraus heute noch gültige diagnostische Konsequenzen gezogen:
§ 224: „Ist die Geisteskrankheit noch nicht völlig ausgebildet und es wäre noch einiger Zweifel vorhanden, ob sie wirklich aus Körperleiden entstanden sei oder vielmehr von Erziehungsfehlern, schlimmer Angewöhnung, verderbter Moralität, Vernachlässigung des Geistes, Aberglauben oder Unwissenheit herrühre, da dient als Merkmal, daß durch [...] gutmeinendes Zureden, durch Trostgründe oder durch ernsthafte und vernünftige Vorstellungen dieselbe nachlassen und sich bessern, dagegen aber wahre, auf Körperkrankheit beruhende Gemüts- und Geisteskrankheit schnell dadurch verschlimmert, Melancholie noch niedergeschlagener, klagender, untröstlicher und zurückgezogener [...] wird."
Hahnemann äußerte sich in § 230 sehr optimistisch über die homöopathische Behandlung von psychischen Krankheiten: „Ja, ich kann aus vieler Erfahrung behaupten, daß sich der erhabene Vorzug der homöopathischen Heilkunst vor allen denkbaren Kurmethoden nirgends in einem so triumphierenden Lichte zeigt, als in alten Gemüts- und Geisteskrankheiten [...]".

Der Psychiater W. Barck hat die Erfahrung gemacht, mit Klassischer Homöopathie bei Neurosen sehr viel bessere Resultate zu erzielen als mit Psychoanalyse. Ch. von der Planitz berichtet von Erfolgen bei endogenen und psychoreaktiven Depressionen und von Besserungen bei hirnorganisch Geschädigten.

X. 2. Das depressive Syndrom

Es versteht sich von selbst, daß es sich hier um eine recht heterogene Krankheitsgruppe handelt. Trotzdem lassen sich einige allgemeine Richtlinien zur Behandlung depressiver Zustände aufstellen.

Als erstes sollte die Möglichkeit einer iatrogenen Verursachung ausgeschlossen werden. Zu denken wäre da etwa an Antihypertensiva, welche Rauwolfia-Alkaloide enthalten oder an Betablocker. *Depressionen unter Ovulationshemmern* oder nach Entzug derselben bessern sich meist mit Pulsatilla, Natrium muriaticum oder Sepia.

Obwohl Depressionen auch der Psora entspringen (§ 210), kann es sinnvoll sein, die akute Symptomatik mit einem dazu geeigneten apsorischen Mittel aufzufangen (§ 221). Damit kann die Krankheit aber nicht dauerhaft geheilt werden (§ 222, 223). Aus diesem Grund ist eine antipsorische Behandlung anzuschließen, was eine vollständige Fallaufnahme erfordert (vgl. V. Kapitel). Bei der Hierarchisierung ist wichtig zu beachten, daß den Geistes- und Gemütssymptomen nicht diese Bedeutung zukommt wie bei körperlichen Krankheiten. Dies gilt besonders für die sogenannten endogenen Depressionen, die ohnehin wenig individuelle Züge tragen. Hier können unscheinbare körperliche Begleitsymptome (soweit sie nicht pathognomonisch sind!) wie z. B. Schwitzen an bestimmten Körperstellen entscheidende Hinweise für die Mittelwahl liefern. Wichtig können auch körperliche Symptome vor Ausbruch der Psychose sein. Individuelle, eigenheitliche Gemütssymptome, wie sie bei vorwiegend reaktiven oder neurotischen Depressionen weit häufiger vorkommen, sowie Charaktereigenschaften vor Beginn der Psychose sind hingegen von Bedeutung.

Während man bei körperlichen Krankheiten seine Aufmerk-

samkeit nachdrücklich auf psychische Symptome lenken soll, empfiehlt es sich also umgekehrt, bei psychischen Leiden den körperlichen Symptomen besondere Beachtung zu schenken.
Bei der Dosierung ist zu bedenken, daß eine allfällige Erstverschlimmerung mit Suizidgefahr verbunden sein kann. Deshalb sind nach v. d. PLANITZ die Q-Potenzen vorzuziehen. Sie empfiehlt, vorerst eine Gabe einer QVI zu geben und dann 2 Tage zu warten. Wenn die Arznei gut vertragen wird, kann man das Mittel täglich geben. Selbst bei dieser vorsichtigen Dosierung kann es aber zu einer Erstverschlimmerung kommen; sie tritt vorzugsweise in der 2. oder 3. Woche, möglicherweise aber schon nach einigen Tagen auf.
Die Medikation sollte in diesem Fall 2–3 Tage ausgesetzt werden. Je schwerer die Depression, desto sensibler reagiert der Patient gewöhnlich auf die Arznei. Möglicherweise ist die QVI bereits zu hoch potenziert, um damit die Behandlung zu beginnen. HAHNEMANN empfahl jedenfalls, stets mit der QI anzufangen (Anmerkungen zu den §§ 246 und 270).
Nach von der PLANITZ stört eine Zusatzbehandlung mit *Thymoleptika* die homöopathische Therapie nicht. *Neuroleptika* sind hingegen wesentlich problematischer, da sie viele individuelle Symptome überdecken. Eine persistierende Schlafstörung nach Besserung der depressiven Symptomatik spricht oft gut auf Syphilinum C200 an.

Ein Fall einer neurotisch-depressiven Persönlichkeitsentwicklung

(mitgeteilt von W. BARCK)

Dieser 32jährige, älter wirkende Patient, gibt auf die Frage nach seinem Beruf an, er habe keinen Beruf. Er arbeite nicht, lebe bei und von seinen Eltern, bekomme auch keine Arbeitslosenunterstützung.
Er leide deshalb unter schweren Minderwertigkeitskomplexen und Kontaktstörungen, könne niemandem in die Augen sehen.
Die Folge sei ein völliges Versagen im Arbeitsleben und bei Frauen, d. h., er wage sich keiner Frau zu nähern, weil er kein eigenes Einkommen habe. Er könne sich nicht von seinen Eltern lösen, strafe sie wohl unbewußt dafür, daß sie ihn

zweimal nicht aus dem Haus ließen, einmal als er mit 18 Jahren Seemann und später als er Musiker werden wollte.
Er stehe nicht „auf eigenen Füßen" und brauche noch die Geborgenheit bei den Eltern, obwohl er fast täglich die vorwurfsvolle Frage hören müsse, warum er nicht arbeite. Seinem Vater gegenüber empfinde er gleichzeitig Haß und Liebe. Er leide unter starken Depressionen, lebe seit Jahren in einer pessimistischen Grundstimmung. Er sei leicht erregbar und sehr verkrampft, könne nicht entspannt ausatmen. Außerdem sei er empfindlich und verletzlich, ziehe sich zurück. Er habe Angst, seine Liebe zu zeigen. Verliebtheit mache ihn verlegen.
Ein Satz fällt mir besonders auf: „Der Glanz ist irgendwie verlorengegangen."
In seinem Lebenslauf schreibt er: „Als Kind war ich immer aufgeschlossen. Mein Vater konnte sehr streng sein. Als ich 6 oder 7 Jahre alt war, fiel mir auf, daß manche Frauen Schuhe mit sehr hohen Absätzen trugen. Ich war damals ganz versessen auf solche Schuhe. In meiner Schulzeit hatte ich einen Schulfreund. Um es kurz zu sagen, seine Mutter trug Schuhe mit sehr hohen Absätzen. Wenn sich eine Gelegenheit bot, nahm ich solch ein Paar Schuhe mit nach Hause, denn sie erregten mich sehr. Das alles geschah, ohne daß es jemand merkte.
Mit 9 Jahren entdeckte ich meine Liebe zur Musik. Ich ging in eine Musikkapelle und lernte die Querflöte. Ich blieb dort 6 Jahre. Mit 13 lernte ich noch Tenorsaxophon spielen, es sollte einmal mein Hauptinstrument werden.
1965 begann ich eine Schneiderlehre und bestand 1968 die Prüfung als Herrenschneider.
In dieser Zeit als Lehrling verliebte ich mich das erste Mal in eine Arbeitskollegin. Ich wußte damals nicht richtig, was mit mir los war. Ich wurde, als mir das bewußt wurde, knallrot im Gesicht und brachte kein Wort mehr hervor. Dies ging so ungefähr eineinhalb Jahre lang. Ich wußte, sie hatte einen Freund. Ich wußte nicht, was ich machen sollte. Die Sache verschlimmerte sich noch. Ich wurde nicht mehr rot, mir brach dann der Schweiß in Strömen im Gesicht aus. Ich denke, ich ging damals durch die Hölle. Ich wollte weg von diesem Arbeitsplatz. Ich meldete mich also für vier Jahre freiwillig bei

der Marine. Aber da ich noch nicht volljährig war, hat meine Mutter diesen Vertrag nicht unterschrieben. Ein Jahr später wollte ich mein Hobby, die Musik, zum Beruf machen. Während ich sonst schüchtern war, hatte ich als Musiker eine quasi erotische Beziehung zum Publikum. Auch da unterschrieben meine Eltern den Vertrag nicht. Zurück also zum Arbeitsplatz. Kurzum, ich ging mittags nicht zur Arbeit, sondern in ein Gasthaus und ließ mich vollaufen. Abends ging ich zu meinem Chef und sagte ihm, daß ich kündigen muß. Von da an ging alles schief. Ich hatte eine Menge Arbeitsplätze, immer Schweißausbrüche und Minderwertigkeitsgefühle. Die Frauen, die ich hatte, haben mich auch enttäuscht. Ich kehrte also zu den Schuhen zurück. In diesen ganzen Jahren von 1973–1982 nahm ich Beruhigungspillen und Antidepressiva. Ich habe auch zeitweise Haschisch geraucht. 1981 machte ich wegen der Schuhe eine Psychotherapie an der Universitäts-Poliklinik, Sexualwissenschaftliche Abteilung. Da ging es mir seelisch viel besser, dies hielt aber nur kurz an.
Ich möchte wieder unbefangen den Menschen in die Augen sehen können und Mut möchte ich auch wieder haben. Ich denke, mein Vater verachtet mich, weil ich's zu nichts gebracht habe, als nur zu versagen.
Ich denke, man hat mir mein Leben verbaut. Das hätte man nicht tun dürfen. Das belastet mich schwer. Deshalb versage ich immer wieder. Es ist nicht das, was ich gewollt habe.
Wir haben 1969 aufgestockt, unser Haus vergrößert. Ich half fest mit und dachte, daß ich einmal diese Wohnung bekommen würde. Aber mein Bruder heiratete 1974 und ich mußte auch diesen Traum begraben.
Heute mittag kam ein Verwandter meines Vaters. Er fragte mich, warum ich nicht arbeiten würde. Wenn ich so weitermachen würde, würde ich dem Armenhaus zur Last fallen. Ich konnte mich nicht einmal wehren. Ich weiß nicht, wo das hinführt. Ich spüre, ich habe meinen Lebensmut verloren. Ich habe das Gefühl, solange ich zu Hause wohne, kann ich nicht mehr arbeiten. Ich glaube halt doch, daß es daran liegt, daß mein Umgang mit der Gemeinschaft gestört ist. Ich gehe jedem Bekannten aus dem Weg."
An körperlichen Symptomen fallen auf:
Eine Hypertonie seit dem 16. Lebensjahr mit einem Druckge-

fühl im Kopf. Der Patient spricht von „Kopfstarre" und Verkrampfung. Er könne nicht mehr entspannt ausatmen. Haarausfall seit dem 20. Lebensjahr, der zu einer ausgedehnten Stirnglatze führte. Häufiges Wasserlassen, imperativer Harndrang am Tag.

Verlauf:
8. 10. 82 Staphisagria XM – ohne jede Wirkung – offensichtlich eine Fehlentscheidung.

29. 10. Phosphorus C30, 2mal wöchentlich 10 Tropfen

9. 11. Nach einer Erstverschlimmerung geht es dem Patienten deutlich besser.
Er habe sich zunächst wie isoliert gefühlt und keinen klaren Gedanken mehr fassen können. Bei einem Spaziergang habe er sich völlig allein gefühlt, mehr als vorher. Um ihn herum sei ihm alles tot erschienen. Er habe große Angst gehabt und sei wie in Trance gewesen. Sein Geruchssinn sei verändert gewesen.
Er sei völlig appetitlos gewesen, sein Magen habe sich zusammengezogen. Er habe nichts mehr essen wollen, um zu sterben. Plötzlich sei ein starkes Liebesbedürfnis aufgebrochen und er habe erkannt, was ihm fehle: Liebe.
Nun habe er wieder Elan und leide nur unter Langeweile. Das sexuelle Problem sei wie weggeblasen(!). Der sexuelle Drang wandle sich in Arbeitsdrang. Er sei ruhiger, optimistischer und wache morgens besser auf. Er sei weniger an zu Hause fixiert. Er lese wieder Schopenhauer, mit dem er sich früher wegen seines Pessimismus und seiner Ehelosigkeit stark identifiziert habe. Nun beginne er sich davon zu distanzieren.

11. 11. Der Patient setzt die Medikation selbst ab, wegen starker Schlaflosigkeit.

25. 11. Er finde plötzlich Sympathie. Ein Buch (Limmerenz von Dorothee Tennof) sei für ihn ein „Erleuchtungserlebnis". Es handle von Liebe und Verliebtsein, ein Zustand „wie ein Rausch, der hilflos macht". Genauso sei es ihm seit der Pubertät ergangen.
Der Patient ergreift die einzige Kontaktmöglichkeit, die ihm

zunächst möglich ist: Er besucht eine Prostituierte und verliebt sich „wahnsinnig" in sie. Er möchte sie allein für sich haben und versucht, sie ihrem Gewerbe abspenstig zu machen. Als ihm das nicht gelingt, wendet er sich nach drei Besuchen entschlossen von ihr ab. Seither „blühe er auf", lege mehr Wert auf seine Kleidung.

2. 12 Der Patient hält sich für gesund und bricht die Behandlung ab, obwohl die Hypertonie (RR 200/140) noch zu behandeln wäre und er auf eine Dosis Nux vomica C30 sofort eine innere Entspannung verspürt. Er brauche keine Medizin. Was ihm fehle, sei lediglich die Liebe.

April 83. Es gehe ihm prima! Er sei verlobt, seine Verlobte hat er zehn Tage nach der Behandlung kennengelernt und könne es noch gar nicht glauben. Er lacht fortwährend und wirkt leicht euphorisch. Auf meine Bitte, noch einmal seinen früheren Zustand zu schildern, antwortet er: Es ist wie wenn man aus einem Keller ans Tageslicht kommt. Dann interessiert es einen nicht mehr, wie es da im Keller im einzelnen war. Er habe das eben hinter sich.

August 83. Es kommt zu einem leichteren Rückfall. Wegen der Angst, am Traualtar „im Rampenlicht" zu stehen, läßt er sich – zu meiner Enttäuschung – von einem Kollegen Imap spritzen. Ich verordne Phosphorus 6. LM, täglich 5 Tropfen.

19. September. Er ruft an, er habe geheiratet, es sei „ein tolles Fest" gewesen. Er sei frei von Angst und erröte nicht mehr. Er bedankt sich überglücklich.
Das berufliche Problem hat sich in der Weise gelöst, daß er nun für seine berufstätige Frau den Haushalt besorgt.

Zur Depression im Alter

Eine Depression im Alter ist nicht selten durch *Herzglykoside* verursacht. Dies geht schon aus dem (homöopathischen) Arzneimittelbild von Digitalis hervor. Abgesehen davon, daß Digitalis-Präparate „bei 4 von 5 Patienten weggelassen werden können" (Eichelberger) bieten sich einige homöopathische Alternativen dazu an, so Calcarea, Arsen, Convallaria, Scilla, Crataegus und Apocynum. Anxiolytika und Neuroleptika sollten bei schwermütigen Betagten wenn immer möglich abgesetzt werden. Nach der Erfahrung von Frau von der Planitz kommen bei Depressionen im Alter die Mittel *Ambra, Conium, Lycopodium* und *Phosphorus* am häufigsten zur Anwendung. Die beiden erstgenannten sollen in der Folge aus diesem Blickwinkel kurz vorgestellt werden.

Ambra grisea

Ambra ist eine wachsartige Ausscheidung des Pottwals, die im Meer schwimmend aufgefunden wird.

Dieses Mittel zeigt viele Züge, die bei alten Menschen häufig vorkommen. Kent schreibt auf S. 91 seiner Arzneimittellehre[1]):

„Wir beobachten Zittern und eine eigentümliche Art von Schwäche, die am besten als ‚Senilität' bezeichnet wird. Es liegt keine krankhafte Geistesverwirrung vor, sondern jener typische Zustand, den wir bei alten Leuten gegen das Ende ihres Lebens antreffen. Zittern, Schwanken und Wackeln. Verträumter Geisteszustand mit Vergeßlichkeit. Der Patient stellt eine Frage nach der andern, ohne auf Antwort zu warten und springt von einem Gegenstand zum andern. Man kann eigentlich nicht sagen, daß es Zerstreutheit ist, es ist mehr ein träumerischer Zustand – eben Senilität."

Die Patienten wirken leer und sind affektiv nivelliert, teilnahms- und empfindungslos. Dieser Zustand kann mit Phasen von Erregung abwechseln.

Während der Patient fast zwanghaft bei vergangenen, unangenehmen Dingen verweilt, kann er sonst nur mit größter Mühe seine Gedanken auf etwas konzentrieren.

Ein charakteristischer Zug von Ambra ist die *Verschlechterung in Gesellschaft,* vor allem durch die Gegenwart von Fremden. In der Klinik erkennt man dies z. B. daran, daß solche Patienten bei der Visite kein Wort herausbringen, zittern und verlegen oder verwirrt herumnesteln. In diesen Zusammenhang gehört auch das Symptom *„kann in Gegenwart anderer keinen Stuhl lassen"*. Im Krankenhaus kann dies als Verstopfung imponieren.

[1]) Kent's Arzneimittelbilder, Haug-Verlag.

Weitere wichtige Modalitäten sind die Verschlechterung durch Musik und die Verschlechterung am Morgen.
An körperlichen Symptomen sind Schwindel und Gangataxie hervorzuheben, dann Taubheitsgefühl einzelner Körperteile, Pruritus, Sehstörungen und Hörverminderungen ohne organische Ursache, Nasenbluten, besonders am Morgen, chronischer, trockener Husten und blutiger Ausfluß aus der Scheide durch Pressen bei hartem Stuhl oder durch große Anstrengung.

Conium maculatum
Conium maculatum, der Gefleckte Schierling, ist eine einheimische Pflanze aus der Familie der Umbelliferen.
„Der Conium-Patient sitzt traurig in einer Ecke und ist hypochondrisch. Er trägt sich mit Phantasien und fixen Ideen; wenn andere ihn davon abbringen wollen, wird es nur immer schlimmer. Der Patient ist trübsinnig und mürrisch. Alles um ihn herum ärgert und stört ihn. Jede Aufregung macht ihn schwach und traurig." (KENT's Arzneimittelbilder, S. 351).
Dieses Mittel paßt also zu einem Zustand neurasthenischer Gereiztheit. Der Conium-Patient ist wacher als der Ambra-Patient. Während letzterer auf menschliche Zuwendung oft gar nicht reagiert, neigt der Conium-Patient dazu, diese falsch zu verarbeiten. Als weiteres Unterscheidungsmerkmal dient der reichliche Schweiß, vor allem während des Schlafes, der bei Ambra fehlt.
Conium wird allgemein empfohlen, wenn sexuelle Abstinenz zu negativen Folgen führt, eine Situation, die bei alten Menschen durch den Tod des Ehepartners nicht selten auftritt.
Neben der Altersdepression ist *Schwindel* eine Hauptindikation für Conium: Typisch ist ein Drehschwindel im Bett, *als ob das Bett sich drehte* (als ob das Zimmer kreiste: Nux vomica, Phosphorus). Dieser wird verschlimmert durch Bewegen des Kopfes, ja selbst durch Augenbewegungen.
Nach den Erfahrungen von Frau von der PLANITZ lassen sich vertebrobasiläre Durchblutungsstörungen mit Symptomen wie „Gesichtsfeld bewegt sich", „Buchstaben laufen zusammen", „Gegenstände erscheinen zu groß", Flimmern und Farbsehen (v. a. „Gegenstände erscheinen rot") oft recht günstig mit Conium beeinflussen, in diesem Fall mit Tiefpotenzen (D6–12, 1–2mal täglich).

Daneben gehören auch Lähmungen verschiedener Augenmuskeln sowie Blasenmotilitätsstörungen zu den neurologischen Symptomen von Conium. Eine noch so kurze Darstellung dieses Mittels wäre mangelhaft ohne den Hinweis auf die für Conium so typischen *Verhärtungsprozesse* in Brustdrüsen, Lymphknoten und anderen Organen.

X. 3. Ignatia amara (Ignatiusbohne)

Für die Zubereitung dieser Arznei werden Samen von *Strychnos ignatii* verrieben. Es handelt sich um eine zu der Familie der Loganiaceen gehörende Kletterpflanze aus den Philippinen. Die Samen enthalten als Hauptalkaloid Strychnin. Nahe verwandt ist Strychnos nux-vomica, aus dessen Samen die bekannte Arznei Nux vomica hergestellt wird. Ebenfalls zur Familie der Loganiaceen gehört der Gelbe Jasmin (Gelsemium sempervirens).
Ignatia ist als das „Hysteriemittel" par excellence bekannt. Echte hysterische Reaktionen kommen heute jedoch wesentlich seltener vor als im letzten Jahrhundert, wo Ignatia dafür bekannt wurde.
Das nachstehend vorgestellte Arzneimittelbild von VITHOULKAS trägt diesem Umstand Rechnung. Das bisher Bekannte wird damit keineswegs ungültig, doch reicht es nicht aus, um Ignatia auch in unserer Zeit all seinen Möglichkeiten entsprechend einzusetzen.
Ignatia ist eines der Hauptmittel der Rubrik *Beschwerden durch Kummer* (Natrium muriaticum, Acidum phosphoricum). Der pathologische Zustand entwickelt sich also meist in der Folge eines Schicksalsschlags, wie Tod eines Angehörigen oder Enttäuschungen in der Liebe. Was Ignatia von den andern Mitteln dieser Rubrik unterscheidet, ist die Art und Weise, wie die Patientin (in der Mehrzahl der Fälle handelt es sich um Frauen) darauf reagiert: Sie kann den Schicksalsschlag nicht fassen, sie begreift gar nicht richtig, daß es sie betrifft, d. h. sie läßt es nicht zu, verdrängt es also, was ein charakteristischer Zug dieses Mittels ist. Sie steht dem Ereignis fassungslos gegenüber, kann oft gar nicht weinen, nicht sprechen, nur

seufzen, was ebenfalls typisch ist. Sie sagt z. B. nur immer: „... mein Gott, mein Gott ...". Das Gefühl ist verborgen, es kann nicht ausgedrückt werden, die Verbindung dazu ist blokkiert.
Die Patientinnen treten nach außen oft selbstbewußt und hart auf, entsprechen etwa dem Typ der jungen, erfolgreichen und von der Umwelt bewunderten Managerin. Innerlich sind sie aber romantisch und sensibel veranlagt und kommen mit sich nie richtig klar, weil sie zu diesem Innern keinen Zugang haben. Darum schwankt ihr Verhalten zwischen den zwei Extremen Romantizismus und Härte. Das ist der Schlüssel zum Verständnis von Ignatia.
Nehmen wir an, eine Frau mit dieser Charakterstruktur erlebe eine Enttäuschung in der Liebe: Sie glaubt, ihre Beziehung sei perfekt gewesen, sie könne nie einen besseren Partner finden. Will jemand sie nun trösten, macht sie diesem womöglich noch Vorwürfe. Sie haßt es, als schwache, zarte Frau behandelt zu werden, die des Trostes bedarf. Ignatia ist eines der wenigen 3-wertigen Mittel der Rubrik *Trösten verschlechtert* (Natrium muriaticum, Sepia, Silicea). Sie will nicht Trost, sondern Anerkennung. Vom Arzt verlangt sie, daß er sie versteht.
Als Behandelnder muß man sich sehr gut überlegen, was man zu ihr sagt; macht man einen Fehler, so ist sie beleidigt und kommt nicht mehr. (Andererseits kann sie sich – gerade wegen der verdrängten romantischen Gefühle – total in den Arzt verlieben, wenn sie sich von ihm verstanden fühlt).
Nach einer Enttäuschung in der Liebe will sie vorerst mit niemandem reden. Alles ist ihr zu eng, sie will weg von „all dem Mist". Das Mittel steht deshalb 3-wertig unter „Abneigung gegen Gesellschaft". Sie kann dann nicht gleich eine neue Beziehung eingehen. Eher ruft sie den „Ex" an, hört seine Stimme und hängt dann auf oder sie fährt zu seinem Haus, guckt, ob er da ist, geht aber nicht hinein. Ihr Handeln ist nicht rational, im Gegensatz zu ihrem sonstigen Verhalten, z. B. als Managerin.
Es kann auf Grund einer solchen Enttäuschung zu einer inneren Verhärtung kommen, d. h. sie wird kalt, asexuell, vielleicht feministisch, verliert ihre Weiblichkeit und kriegt als äußeres Zeichen davon eventuell einen Damenbart. – Dies ist bei *Sepia* in noch viel höherem Ausmaß der Fall: Diese Frauen

investieren sehr viel in die Beziehung. Erleben sie dann eine Enttäuschung, entwickeln sie direkt eine Abneigung gegen den Geschlechtsverkehr. Es kann auch zu körperlichen Symptomen kommen, so zu rezidivierenden Gerstenkörnern mit Verhärtung des Augenlids, zu einer perioralen Dermatitis, die sich prämenstruell verschlechtert oder zu einer Anorexia nervosa, für die Sepia neben Ignatia das Hauptmittel ist.
Entsprechend der hysterischen Charakterstruktur können Ignatia-Patienten mit körperlichen Symptomen auf Schicksalsschläge reagieren.
So kann ein junges Mädchen auf eine Liebesenttäuschung mit Tetanie reagieren, oder ein Kind kriegt Krämpfe, nachdem es bestraft worden ist (eine Kent-Rubrik!). Überhaupt reagieren solche Kinder sehr empfindlich auf Tadel. Oder, um ein weiteres Beispiel zu nennen, eine Frau verliert in hysterischer Art das Gehör, wenn der Gatte ihr seine Krebsdiagnose eröffnet. Auf dieser Grundlage, nämlich als Konversionssymtpome, können auch Tics, Lähmungen, psychogener Hustenreiz, Schluckauf, Krämpfe in Magen und Hals etc. entstehen. Ignatia-Patienten können dem Arzt sagen, daß sie bei großen Problemen nicht weinen, bei kleinen hingegen häufig: große Probleme können sie gar nicht fassen, sie werden gleich verdrängt. In die hysterische Symptomatik läßt sich auch die Beobachtung einordnen: Weinen abwechselnd mit Lachen.
Ignatia gehört zu den „verschlossenen Mitteln"; in der Sprechstunde schaut diese Patientin zuerst weg. Sie spricht nicht leicht über den Grund ihres Kummers. Spricht man sie auf das Vorhandensein von psychischen Problemen an, kann man etwa den Satz hören: „Natürlich, aber das werde ich *Ihnen* gerade erzählen!". Ein Kind mit einem ausgesprochen traurigen Blick wurde gefragt, ob es etwas bedrücke. Es antwortete darauf kurz und abweisend mit „Nein". Als der Behandelnde aber auf diesem Punkt insistierte, sagte es schließlich: „Das will ich Ihnen nicht sagen!". Ignatia ist ein Hauptmittel der Rubrik *Stiller Kummer.*
Die Ignatia-Patientin ist kontrolliert und weint nicht rasch in der Sprechstunde; wenn sie es tut, beobachtet man häufig vorher ein Zucken um die Mundwinkel. Andere Zeichen, die in der Konsultation auffallen können: Schwitzen im Gesicht,

empfindliches Reagieren auf Tabakrauch. Die Patientin ist oft elegant gekleidet.
Bei Ignatia kann man jene Frauen finden, die, wiederum gefühlsverdrängend, sagen, daß sie kein Kind in eine solche (schlechte) Welt stellen wollen (Platinum, Natrium muriaticum, Staphisagria). Oft ist allerdings ein Kinderwunsch da, dem aber aus beruflichen Gründen lange nicht nachgekommen wird. Möchte sie schließlich ein Kind haben, kriegt aber keines oder gar eine Fehlgeburt, kommt, ähnlich wie nach einer Liebesenttäuschung, oft eine Härte und Eisigkeit auf. „Für mich ist es, als ob das Kind noch leben würde", sagt sie. Wiederum kann sie die Empfindung einer großen Enttäuschung nicht zulassen.

Entsprechend den divergierenden hysterischen Psychosymptomen wie „Weinen abwechselnd mit Lachen", fallen auf der körperlichen Ebene verschiedene *widerspruchsvolle Zustände* auf: Leeregefühl im Magen, durch Essen nicht gebessert; hingegen Magenkrämpfe, besser durch Essen, Magenschmerzen besser durch Essen von Schwerverdaulichem. Halsschmerzen besser durch Schlucken fester Speisen, Frostgefühl im Bett besser durch Abdecken.
Ein paar weitere Ignatia-Symptome: Schläfrigkeit durch schlechte Nachrichten (vgl. das Verdrängen). Wenn sie Hunger hat, ißt sie etwas Warmes. Die Menses bleiben aus bei Kummer, andererseits kann Gram sie auch auslösen. Chronische Appendizitis bei Kindern und Jugendlichen, die auf psychischen Streß auf die oben beschriebene Weise reagieren. Von den Nahrungsmodalitäten fällt die Abneigung gegen Obst auf: „... seither kann ich kein Obst mehr sehen ...".

Natrium muriaticum hat einige Gemeinsamkeiten mit Ignatia, doch ist Natrium muriaticum „vernünftiger" und psychisch stärker. Ignatia stellt sich den Problemen nicht in der Weise, sie geht nicht so tief hinein wie Natrium muriaticum.

Pulsatilla ist auch ein wichtiges „Depressionsmittel", vorwiegend (aber durchaus nicht nur) bei Frauen. Pulsatilla läßt bei Problemen einfach den Kopf hängen, was bis zum Stupor gehen kann. In solchen Fällen kann man etwa den Satz hören:

„Ich fühle mich wie ein Roboter." Die Patientin weint beim Erzählen ihrer Krankheit und – anders als Ignatia – *sucht den Trost.* Pulsatilla neigt zwar auch stark zum Verdrängen, doch kommt es nie zu dieser Verhärtung wie bei Ignatia oder Sepia. Pulsatilla sucht sich ein Ersatzobjekt.

XI. Zur Homöopathie in der Frauenheilkunde

Die folgenden Behandlungshinweise zu einigen ausgewählten Themen werden in alphabetischer Reihenfolge aufgeführt.

Akute Adnexitis
Schlüren empfiehlt bei Kinderwunsch Antibiotika („das kleinere Übel"). Wenn kein Kinderwunsch besteht: Behandlung gemäß individuellen Symptomen, wobei nach Schlüren vor allem an *Lachesis* oder *Echinacea* zu denken ist. Bleibt ein derbes Restinfiltrat zurück, wird dieses oft mit Mercurius jodatus ruber (= Mercurius bijodatus) D6, 2–3mal täglich, zur Resorption gebracht. Sulfur jodatum D6 kann vollenden, was Merc-i-r evtl. noch zurückgelassen hat.

Amenorrhoe
Im „Kent" findet man dieses Symptom unter WEIBLICHES GENITALE/Menses/Fehlen der Menses oder Menses/ unterdrückt. Wichtig ist hier, nach einer möglichen *auslösenden Ursache* zu suchen, z. B. Kummer, Aufregung, Überanstrengung, Schreck etc. (vergleiche hierzu die Unterrubriken bei Menses/unterdrückt).
Vielleicht sind gleichzeitig mit der Amenorrhoe andere Symptome aufgetreten, z. B. Asthma oder Harndrang (Pulsatilla), Obstipation (Graphites) oder Gelenkschmerzen (Lachesis). Eine Amenorrhoe nach der Geburt bzw. nach dem Abstillen reagiert praktisch immer auf *Sepia* XM. Bei Amenorrhoe nach Absetzen von Ovulationshemmern ist in erster Linie an Sepia oder Pulsatilla zu denken.

Cystitis
Die Hauptmittel zur Behandlung der Cystitis sind *Cantharis* und *Sarsaparilla.* Für die Cystitis durch Erkältung gibt Springer folgende Mittel an (aus verschiedenen Rubriken zusammengestellt): Alum, Bell, Calc, Calc-p, Caust, Colch[1]), Cop,

[1]) schwere Form mit schwarzem Urin

DULC, Eup-pur[2]), Ipec[3]), Kali-c, Lyc, Merc, nux-v, Puls, rhus-t, Sars, Sep, Staph, SULPH.
Die sog. Deflorationscystitis ist eine praktisch sichere Indikation für *Staphisagria* (im „Kent" unter Harndrang bzw. Harnzwang bei jungverheirateten Frauen). Dasselbe gilt für Blasenbeschwerden nach Katheterisierung.
Für die rezidivierende Cystitis vgl. S. 53.

Geburt
Wenn das Konstitutionsmittel noch nicht bekannt ist, kann man zur *Geburtsvorbereitung* im letzten Schwangerschaftsmonat jede Woche eine Gabe Caulophyllum C30 und bei Wehenbeginn Cimicifuga C200 geben. Grundsätzlich bietet aber zweifellos das individuell passende Mittel die beste Geburtsvorbereitung.
Frühgeburtsneigungen kann mit häufigen Gaben von Viburnum D2 begegnet werden. (Bei drohendem Abort stehen Sabina und Viburnum im Vordergrund).
Das Spasmolyticum der Wahl der Geburtshilfe ist Gelsemium, das wichtigste Schmerzmittel Chamomilla.
Die Geburtsverletzungen können mit Arnica oder Calendula behandelt werden (vgl. S. 198). Bei langsamer Erholung nach der Geburt empfiehlt Schlüren die Nosode Coli bacillinum.

Hysterektomie
Die Hysterektomie im gebärfähigen Alter ist einer Unterdrükkung der Menstruation gleichzusetzen. Deren Folgen müssen daher in diesem Zusammenhang gesehen werden (vgl. Ovulationshemmer). Die Gebärmutter nach der Menopause als weitgehend überflüssig zu betrachten, entspringt einer mechanistischen Denkweise, die dem Menschen nicht gerecht werden kann. So zeigt die Erfahrung, daß eine Hysterektomie auch in diesem Lebensabschnitt psychisch und physisch oft schlecht toleriert wird (vgl. IX. 1. 7). Die darauf in erster Linie in Frage kommenden Mittel sind *Lachesis, Sepia, Pulsatilla* und *Ignatia.*

[2]) Reizblase
[3]) Makrohämaturie

Laktation
Bei *ungenügender Milchbildung* ist Urtica urens (die Brennessel) das Hauptmittel (vgl. im Repertorium BRUST/Milch/fehlt bzw. unterdrückt oder verschwindet). *Zum Abstillen* wird unter anderem Belladonna und Lac caninum empfohlen.
Stillenden Müttern kann man auch ein Mittel geben, das für den Säugling bestimmt ist. Andererseits können bei der Behandlung der Mutter gelegentlich Arzneimittel-Symptome beim Kind auftreten.

Mastitis puerperalis
„Die Symptome, die man für gewöhnlich bei Brustentzündungen im Wochenbett findet, sind: Rücken- und Knochenschmerzen, Fieber und Schüttelfrost. *Phytolacca* macht die gleichen Symptome und entspricht somit dem Wesen dieser Erkrankung. [. . .] Wenn hohes Fieber, Blutandrang zum Kopf, pulsierende Halsschlagadern, starke Gesichtsrötung und Rötung um die Brustwarzen bestehen, ist *Belladonna* das Mittel der Wahl. Wenn die Brüste schwer und steinhart sind und wenn die Kranke empfindlich gegen Bewegung und Berührung ist, heißt das passende Mittel *Bryonia*" (KENT's Arzneimittelbilder, S. 620).
Für eine Mastitis also, die kaum individuelle Symptome zeigt, empfiehlt KENT Phytolacca (vgl. S. 222). ZAREN bestätigt diese Empfehlung und hebt als besondere Indikation für Phytolacca zudem die Mastitis durch Erkältung hervor.
Die homöopathische Behandlung der Mastitis ist gemäß übereinstimmenden Aussagen von erfahrenen Homöopathen relativ einfach. Daneben sind freilich eine korrekte Stillposition zur Vermeidung von Rhagadenbildung sowie eine einwandfreie Hygiene (eingetrocknete Milch mit feuchtem Lappen entfernen) entscheidend für Prophylaxe und Therapie.
Mit dem Stillen muß während der Mastitis nicht ausgesetzt werden. Empfehlenswert sind aber warme Umschläge vor dem Stillen, und kalte nachher. Ein Abpumpen der Milch kann zu Überproduktion führen.

Ovulationshemmer
Die Ovulation hemmen heißt physiologische Vorgänge unterdrücken, was den Prinzipien der Homöopathie zuwiderläuft.

Die Mittel zur Behandlung der häufigen Beschwerden, die durch Ovulationshemmer verursacht werden, stehen in der Rubrik Menses/unterdrückt. Das herausragendste davon ist *Pulsatilla.* Vor allem bei Depressionen unter Ovulationshemmern ist in erster Linie an dieses Mittel zu denken.
Bei Leberfunktionsstörungen, Chloasma oder Sterilität steht *Sepia* im Vordergrund. Häufig gebrauchte Mittel bei Nebenwirkungen oder Folgeerscheinungen der „Pille" sind auch Lachesis, Cimicifuga, Caulophyllum oder die „Pillen"-Nosode *Östro-Gesta-Komp*[R] der Stauffen-Pharma.
Bei Konstitutionsbehandlung mit Sepia ist zu beachten, daß gleichzeitige Einnahme von Ovulationshemmern die Mittelwirkung aufheben kann.

Schwangerschaft
Die Schwangerschaft aktiviert die Psora, das heißt, latent vorhandene Störungen können an die Oberfläche treten. Deshalb sind die Symptome während dieser Zeit von großem Interesse (vgl. V. 2.). Aus dem gleichen Grund wird auch gesagt, die Schwangerschaft sei der günstigste Zeitpunkt zur Behandlung einer chronischen Krankheit.
Schwangerschaftsbeschwerden wie z. B. Anämie werden grundsätzlich am besten mit dem Konstitutionsmittel behandelt. (Über Nausea und Erbrechen in der Schwangerschaft siehe folgenden Abschnitt).
Bei der Schwangerschafts-Ischialgie empfiehlt Schlüren, die schmerzhafte Stelle mit Acidum formicicum D6 zu quaddeln.
Heftige Kindsbewegungen können behandelt werden (im Repertorium siehe unter ABDOMEN). Das Hauptmittel ist Silicea.
Es gibt einige Mittel, die als Hochpotenz während der Schwangerschaft *kontraindiziert* sind, da sie einen Abort auslösen können. Die wichtigsten sind *Pulsatilla*[1], *Apis, Secale* und *Viburnum.* Andererseits kann Pulsatilla bei Beckenendlage in der C1000 3–4 Wochen vor dem Termin versucht werden.

[1]) Wenn Pulsatilla bei der betreffenden Patientin als Konstitutionsmittel bis anhin gut gewirkt hat, sind damit während der Schwangerschaft keine Komplikationen zu befürchten.

Dies kann unter Umständen zu einer Drehung der Frucht führen.

Schwangerschaftserbrechen
KENT schreibt dazu in seiner Arzneimittellehre auf Seite 457: „*Kalium carbonicum* hilft oft bei Erbrechen der Schwangeren. Die Wirkung hängt aber ganz von der jeweiligen Konstitution ab. *Ipecacuanha* hilft nur gegen das Übelkeitsgefühl. Es kann daher das Schwangerschaftserbrechen wohl zeitweise lindern, nicht aber heilen. [Denn] oft sind Würgen und Übelkeit nur Symptome zweiten oder dritten Grades für die Wahl des Heilmittels. Heilmittel müssen [aber] konstitutionelle Mittel sein. Solche sind *Sulfur, Sepia* und *Kalium carbonicum,* zuweilen auch *Arsen.* Wenn eine Schwangere nur ihren Magen verdorben hat und deshalb bricht, kann *Ipecacuanha* helfen.
Wenn bei einer Schwangeren aber konstitutionelle Symptome ganz fehlen und wenn bei ihr nur die Übelkeit mit beständigem Erbrechen, das Tag und Nacht anhält, vorhanden ist, so wird eine Dosis *Symphoricarpus racemosus* helfen. Dieses Mittel hat aber nur begrenzten Wert, paßt auch nur für einfache und eindeutig gelagerte Fälle. Es wirkt nicht lange und nicht konstitutionell, sondern ähnlich wie *Ipecacuanha.*"
Dieser Abschnitt weist auf die Problematik der diagnoseorientierten Verschreibung hin: immer besteht die Gefahr, ein oberflächliches, bloß palliativ wirkendes Mittel zu verordnen (vgl. S. 144). Trotzdem entsteht im Praxisalltag das Bedürfnis, einer Krankheitsdiagnose bestimmte Mittel zuzuordnen, besonders bei Beschwerden eher akuten Charakters.
Dies ist im Rahmen der Klassischen Homöopathie aber nur möglich, wenn man die (meist mehreren) Mittel, die bei einer bestimmten Affektion oft Verwendung finden, genau kennt und voneinander unterscheiden kann. Dies soll am Beispiel von Erbrechen und Übelkeit in der Schwangerschaft gezeigt werden. Jedes der im folgenden besprochenen Mittel heilt eine bestimmte Art von Schwangerschaftserbrechen bei einem bestimmten konstitutionellen Hintergrund. Es würde unseren Rahmen sprengen, letzteren hier ausführlich darzustellen. Dazu sei auf die Arzneimittellehren verwiesen (vgl. III. Kapitel).
Die nachstehenden Informationen stammen von einem Semi-

nar mit Ananda ZAREN, St. Barbara (Kalifornien). Neben den bereits von KENT erwähnten Mitteln (Kalium carb., Sulfur, Sepia und Arsen) haben sich in ihrer Erfahrung auch Asarum, Colchicum und Nux vomica bewährt.

Sepia: Die Übelkeit besteht schon morgens beim Aufstehen und hält den ganzen Tag an. Die Patientin empfindet ein intensives Leeregefühl im Magen, doch schon der Gedanke ans Essen verschlimmert die Übelkeit, und der Geruch von Speisen erregt Widerwillen. Aber auch auf andere Reize und Gerüche kann die Patientin überempfindlich reagieren, z. B. auf den Geruch des Ehemanns.
Gefühl, wie wenn der Magen sich drehte. Erbrochenes von milchigem Aussehen ist ein deutlicher Hinweis auf Sepia. Abneigung gegen Sexualität und Tendenz zu Depression.

Kalium carbonicum: Beim langsamen Gehen steigt wellenartig eine Übelkeit auf. Es besteht ganz allgemein eine große Empfindlichkeit der Magengegend; bekannt ist das Symptom einer Angst, die im Magen verspürt wird bzw. vom Magen ausgeht.
Bei diesem Mittel kommt es weniger zum Erbrechen; um so stärker ist aber die Übelkeit. Die Patientin fühlt sich sterbenselend. Sich niederlegen verschlechtert; der Oberkörper muß aufgerichtet bleiben. Eine gewisse Erleichterung findet die Patientin im leicht nach vorne gebeugten Sitzen.

Sulfur: Die Übelkeit besteht während der ganzen Schwangerschaft, nicht nur am Anfang. Sogar während der Geburtswehen kann sie noch auftreten bzw. verschlimmert werden. Ein morgendliches Erbrechen ist nicht typisch, hingegen eine Verschlechterung um 11 Uhr.
Der Speichelfluß ist vermehrt und verstärkt seinerseits die Übelkeit. Verlangen nach Bier und nach anderen alkoholischen Getränken, welche aber nur verschlimmern. Verlangen auch nach Süßigkeiten. Die Wärmeempfindlichkeit ist in der Schwangerschaft noch verstärkt. In diesem Zusammenhang wird beobachtet, daß die Patientin nachts die Füße unter der Bettdecke hervorstreckt.

Asarum europaeum ist ein wenig bekanntes Mittel. Es steht aber 3-wertig in der Rubrik „Erbrechen während der Schwangerschaft" und soll nach ZAREN hier fast ebenso häufig Verwendung finden wie Sepia. Ein Charakteristikum von Asarum ist die ausgeprägte Überempfindlichkeit, vor allem gegen Geräusche. Schon das leiseste Geräusch kann eine Verschlechterung bewirken. Im Repertorium steht es zudem als einziges Mittel 3-wertig in der Rubrik „überempfindlich auf Kratzen auf Leinen oder Seide".

Die Abneigung gegen Sexualität ist bei diesem Mittel noch stärker ausgeprägt als bei Sepia.

Die Übelkeit wird durch Essen verschlimmert; diese Patientinnen können kaum etwas zu sich nehmen, denn schon Wasser trinken kann zu Erbrechen führen. Gerüche wie derjenige von Zwiebeln oder von Parfüms können auch Erbrechen auslösen.

Es besteht ein Verlangen nach Nüssen.

Arsenicum album: Ähnlich wie bei Asarum führt alles, was gegessen oder getrunken wird, zum Erbrechen. Doch führt das Erbrechen hier zu einer viel stärkeren Erschöpfung. Dazu kommt eine enorme Ängstlichkeit, die solche Patientinnen dazu bringen kann, mehrmals täglich ihren Therapeuten anzurufen. In der Schwangerschaft scheint sich die für Arsen typische Ängstlichkeit ganz auf das werdende Kind zu verlagern: weil die Mutter nichts essen kann, drehen sich ihre Gedanken ständig darum, ob sie deswegen wohl das Kind verlieren werde, ob dies zu Mißbildungen führe, ob es zu einem Kaiserschnitt kommen werde etc. Durch den Umstand, daß überhaupt kein Appetit besteht und der Geruch, ja schon der Gedanke ans Essen zu Verschlechterung führt, wird diese Angst um so größer und läßt die Patientin nicht zur Ruhe kommen.

Ähnlich wie bei Kalium carbonicum steigt das Angstgefühl langsam auf, bis es zum Erbrechen kommt (bei Kali-c aber kein Erbrechen). Gurgeln mit warmem Tee bessert vorübergehend.

Nux vomica: Übelkeit mit oder ohne Erbrechen im 1. Schwangerschaftsdrittel. Die Übelkeit kann den ganzen Tag bestehen, ist aber morgens am ausgeprägtesten. Verschlechterung nach

dem Essen. Es besteht eine extreme Reizbarkeit, die von der Patientin aber oft negiert wird.
Nux vomica ist das Hauptmittel, wenn Schwangerschaftserbrechen mit Schwindel verbunden ist.
Die Überempfindlichkeit auf äußere Reize wie Gerüche und Geräusche erinnert an Asarum, ist bei letzterem aber noch ausgeprägter. Bei Magenschmerzen werden keine engen Kleider vertragen.

Colchicum ist ein sehr nützliches Mittel gegen Nausea. Diese kommt den ganzen Tag immer wieder in Wellen. Es besteht ein „sinkendes" Gefühl im Magen. Wie bei Sepia oder bei Arsenicum verschlimmern Speisegerüche oder Gedanken ans Essen. Bei Colchicum ist die Reaktion darauf aber besonders heftig. Typisch für Colchicum ist zudem eine Verschlechterung speziell durch den Geruch von Fleisch oder Eiern. Schlukken des eigenen Speichels verursacht ebenfalls Übelkeit. Erbrechen steht nicht im Vordergrund, kann aber durchaus vorkommen.

Symphoricarpus racemosus: Wenn bei einer durch nichts zu lindernden Übelkeit weitere, differenzierende Symptome fehlen, empfiehlt ZAREN dieses Mittel in der 200. Potenz.

Adjuvantien:
- Die in der Schwangerschaft üblichen Vitaminpräparate verschlimmern nach ZAREN meist; einzig Vitamin B6 bringe oft etwas.
- Morgens nüchtern ¼ Liter Wasser mit einem Teelöffel Essig zu sich nehmen.
- Tee von Fenchel, Anis oder Ingwerwurzel.

Sterilität
Die homöopathische Behandlung der Sterilität hat laut KÜNZLI eine günstige Prognose. Die Hauptmittel sind *Sepia* und *Natrium muriaticum.*

Vaginalmykose
Zur Behandlung der Vaginalmykose werden Sepia, Medorrhinum und Staphisagria empfohlen.

XII. Zur Homöopathie in der Kinderheilkunde

XII. 1. Zur Fallaufnahme

Die Fallaufnahme ist bei Kindern nicht grundsätzlich anders als bei Erwachsenen. Auch hier geht es darum zu erfahren, wie das Kind von Klima und Wetter beeinflußt wird, welche Nahrungsmittel[1]) es bevorzugt, ablehnt oder nicht verträgt, wie es schläft, wie sein Verhalten zu Eltern, Geschwistern und Spielkameraden bzw. Mitschülern ist etc. Je jünger das Kind, desto mehr ist man dabei, abgesehen von den Angaben der Mutter, auf eigne Beobachtungen angewiesen. Alles Auffallende und für das Kind Charakteristische ist von Bedeutung. Dazu ein paar Beispiele:

– Das Kind verweigert die Muttermilch: BRUST/Mammae/Milch (BRUST/Milch).
– Das Kind lernt spät gehen: EXTREMITÄTEN/Knochen/Gehen (EXTR./Gehen) und EXTR./Schwäche/Knöchel sowie RÜCKEN/Schwäche/Lumbalregion/b. Gehen.
– Das Kind lernt spät sprechen: GEMÜT/Reden
– Das Kind und seine Ausscheidungen riechen sauer (Calcarea, Magnesium carbonicum, Hepar sulfuris, Sulfur, Rheum).
– Neigung, die Zähne zusammenzubeißen: ZÄHNE/Modalitäten/Zusammenbeißen (ZÄHNE/aufeinanderbeißen).
– Nägelbeißen: siehe Syn. Rep. Band II (Children/biting nails) bzw. Repertorium Generale Band I, S. 360.

[1]) Abneigung gegen Gemüse oder Verlangen nach kalten Getränken und vor allem nach Süßem findet man bei Kindern häufig. Diese Erscheinungen dürfen daher bei der Mittelwahl nicht ins Gewicht fallen.
Zur Beurteilung der Nahrungsmodalitäten bei Kindern muß man ferner die Kochgewohnheiten der Mutter berücksichtigen: vielleicht rührt eine Abneigung daher, daß die Mutter häufig dasselbe kocht. Oder das Kind findet umgekehrt etwas gut, weil die Mutter oder eine andere Bezugsperson es als besonders gesund bezeichnet hat.

- Daumenlutschen (MUND/Finger). Diese Rubrik ist im Syn. Rep. bzw. im Repertorium Generale um die Mittel Calcarea phosphorica, Lycopodium, Natrium muriaticum, Silicea und Tarentula ergänzt.
- Nasenbohren: Diese Rubrik besitzt ebenfalls zahlreiche Nachträge im Repertorium Generale.

Um zu zeigen, was für Beobachtungen bei akuten Krankheiten wichtig sein können, zwei weitere Beispiele:

- Eine Wange rot und heiß, die andere blaß und kalt: GESICHT/Farbe/rot/einseitig.
- Gesicht heiß, Füße kalt: GESICHT/Hitze/kalt/Füße. (Eine analoge Rubrik findet sich unter KOPF, also Kopf heiß, Füße kalt. Hier stehen aber ganz andere Mittel im Vordergrund).

XII. 2. Hinweise zu einigen Krankheiten im Säuglings- und Kindesalter

wiederum in alphabetischer Reihenfolge:

Fieber, Fieberkrämpfe

Es ist nicht sinnvoll, Fieber durch fiebersenkende Mittel zu unterdrücken. Dies kann die Entwicklung chronischer Krankheiten fördern. Gegen Beinwickel ist nichts einzuwenden; ansonsten soll das Fieber aber nicht anders als mit dem durch die individuellen Symptome angezeigten homöopathischen Mittel behandelt werden. Dies ist meist nicht allzu schwierig, da in der Regel klare Symptome vorhanden sind. Eine sehr hohe Temperatur bei langsamem Puls beispielsweise ist typisch für Pyrogenium.

Für Fieberkrämpfe gibt es die Rubrik ALLGEMEINES/Krämpfe/bei Hitze, welche im Syn. Rep. um die im zweiten Grad stehenden Mittel Belladonna, Causticum, Ferrum phosphoricum und Natrium muriaticum erweitert ist.

Kinderkrankheiten

Die Kinderkrankheiten zeichnen sich alle durch eine Reihe pathognomonischer Symptome aus. Mittel, welche diese Symptome in ihrem Arzneimittelbild haben, sind deshalb besonders häufig angezeigt. So heilt z. B. Pulsatilla die Mehrzahl der *Masernfälle.* Für *Scharlach* ist Belladonna mit Abstand am häufigsten das Simile. Wie wir gesehen haben, sind im Einzelfall aber nicht die pathognomonischen, sondern die individuellen Symptome für die Mittelwahl entscheidend (vgl. VI. Kapitel). Erstere müssen jedoch vom Simile auch gedeckt sein, so sie deutlich ausgeprägt sind.

Beim *Keuchhusten* kommen mehrere Mittel öfter in Frage: Coccus cacti[1]), Drosera[2]), Ipecacuanha[3]) und – bei sehr langwierigem Verlauf – Sanguinaria.

Bei *Mumps* empfiehlt KÜNZLI – wenn kein anderes Mittel wie z. B. Pulsatilla oder Rhus toxicodendron deutlich angezeigt ist – Jaborandi C3, je eine Gabe an drei aufeinanderfolgenden Tagen.

Kryptorchismus
Zur Behandlung des Kryptorchismus (nicht im „Kent") gibt PFEIFFER Calcarea als Hauptmittel an. Nach FLURY kommen auch Barium carbonicum, Cuprum, Lycopodium und Zincum in Frage, nach P. SCHMIDT Psorinum, Syphilinum, Tuberculinum und Aurum.

Leistenhernie
Kleine Leistenhernien sind der homöopathischen Behandlung durchaus zugänglich. Siehe unter ABDOMEN/Bauchdecken/Hernien/bei Kindern (BAUCH/Hernien). Die Hauptmittel sind *Nux vomica* (links) und *Lycopodium* (rechts).

Milchschorf
KÜNZLI gibt dafür folgende Mittel an: ars, Calc, dulc, euph, Graph, Lyc, nat-m, psor, rhus-t, sep, Sulph, tub, ust.
VITHOULKAS fügt noch Medorrhinum hinzu, HAUPTMANN Viola tricolor. Milchschorf des behaarten Kopfes findet in erster Linie in Sepia, an zweiter Stelle in Dulcamara sein Heilmittel. Unterdrückung des Milchschorfs durch äußerliche

[1]) Nach heftigem Husten wird zäher, fadenziehender Schleim mühsam herausgewürgt.
[2]) Keuchhusten mit Nasenbluten
[3]) Häufiges Erbrechen von Schleim

Anwendungen begünstigt einen chronischen Verlauf (Neurodermitis) und wahrscheinlich auch die Entwicklung von Asthma.
Zur adjuvanten Behandlung von Hautleiden können nur Mittel empfohlen werden, welche nicht unterdrückend wirken und die homöopathische Behandlung nicht stören. Dies trifft zu für Malventee bei Juckreiz und Stiefmütterchentee (Viola tricolor) bei nässenden Hauterscheinungen (beide zum Einreiben). Für trockene Haut: Olivenöl, Balneum Hermal® (ohne Zusätze) oder Bepanthen®-Salbe.

Motorische Störungen
Wenn sich die Ausbildung einer *spastischen Diplegie* abzeichnet, lohnt sich der Versuch einer Behandlung mit *Strychninum phosphoricum* (z. B. als C30). Die bisherigen Erfahrungen damit sind jedenfalls ermutigend[1]). Je früher es eingesetzt wird, desto besser.
Weitere Mittel, die beim *Hypertonie*-Syndrom angezeigt sein können, sind nach Beobachtung von Hauptmann Ars, Bell, Cham, Cic, CUPR, Hyos, Lyc, Nux-v, Phos, Plb, Stannum und Stramonium. Beim *Hypotonie*-Syndrom: Calc, Calc-p, Cocc, Cupr, Gels, Op, Phos, bei Tonus-Wechsel Agar, Hell, Lyc und bei Ataxie Zincum.

Otitis media, rezidivierend
Nach Künzli stehen die Mittel Sulfur, Calcarea, Lycopodium, Hepar sulfuris und Kalium sulfuricum im Vordergrund.
Pulsatilla und Chamomilla wirken gewöhnlich höchstens für den akuten Schub, beeinflussen aber nicht die Anfälligkeit für die Erkrankung (ausgenommen Pulsatilla, sofern es sich um den entsprechenden Konstitutionstyp handelt).

Pavor nocturnus
Das Syn. Rep. enthält eine Rubrik hierzu: Im *vierten* Grad stehen die Mittel *Kalium bromatum* und *Tuberculinum,* im

[1]) Hauptmann, H., Strychninum phosphoricum, Klassische Homöopathie, 6, 240–49, 1984.

dritten Arsen und Borax und im zweiten Grad Calcarea, Chloralum hydratum, Chlorum, Cina, Kalium phosphoricum und Stramonium.

Pseudokrupp (Subglottische Laryngitis)
Diese in den Wintermonaten gehäuft auftretende Krankheit, die sonst gesunde Säuglinge oder Kleinkinder nachts wie „aus heiterem Himmel" befällt und in panische Angst versetzt, paßt ausgezeichnet zum Arzneimittelbild von *Aconitum*. „Neunzehn unter zwanzig Fällen von Krupp, die durch Einwirkung trockener, kalter Luft entstehen, werden durch Aconitum geheilt. Ich lebe in einer Gegend, wo Krupp sehr häufig auftritt und habe reichlich Gelegenheit gehabt, dies zu bestätigen", schreibt NASH.
Weitere Mittel, die bei der subglottischen Laryngitis Verwendung finden können, sind *Spongia* (vor Mitternacht, trockener Krupp) oder *Hepar sulfuris* (nach Mitternacht, Rasseln von Schleim, Schmerzen).
Von der subglottischen Laryngitis abzugrenzen ist die seltenere und gefährlichere akute Epiglottitis, die durch Haemophilus influenzae hervorgerufen wird. Hier ist fast immer eine Klinikeinweisung zwecks Intubation erforderlich.

Pylorus-Spasmus
Wenn kein anderes Mittel deutlich angezeigt ist, wird Cuprum empfohlen.

Säuglingsschnupfen
Im Vordergrund stehen Nux vomica, Sambucus und Lycopodium, alles Mittel der Rubrik NASE/Schnupfen/Schniefen (NASE/Schnüffeln). Sie unterscheiden sich folgendermaßen voneinander:

Nux vomica: Nase tagsüber fließend, nachts trocken, Verschlechterung im warmen Zimmer.
An dieses Mittel muß auch gedacht werden bei Schnupfen Neugeborener, die durch Kaiserschnitt entbunden wurden, denn die Ursache könnte dann in einer Unverträglichkeit der Narkosemedikamente liegen. (Durchschlafstörungen von Geburt an sprechen unter sol-

	chen Umständen auch gut auf Nux vomica oder auch Cuprum an).
Sambucus:	Die Nase ist trocken und verstopft. Nachts treten Anfälle von Atemnot mit Schwitzen auf.
Lycopodium:	Fließschnupfen mit stark verstopfter Nase. Erwachen aus dem tiefsten Schlaf wegen behinderter Nasenatmung.

Sommerdiarrhoe (Cholera infantum)
Für Brechdurchfälle bei heißem Wetter mit rasch fortschreitender Erschöpfung paßt *Aethusa.* Milchgenuß führt zu saurem Erbrechen, teils mit Klümpchen. Der kleine Patient zeigt eine Facies hippocratica mit ängstlich-starrem Blick, tiefer Nasolabialfalte und kaltem Schweiß (Arsen, Veratrum).

Stridor congenitus
Hier ist *Cuprum C30* sehr bewährt. Diese Störung verschwindet im 2. Lebensjahr zwar von selbst, doch die Eltern bleiben trotzdem beunruhigt. Außerdem kann ein Infekt der oberen Luftwege die Symptomatik akut und bedrohlich verschlimmern.

Windeldermatitis
Handelt es sich lediglich um eine Rötung, nicht eitrig und nicht schuppend, so ist nach SPRINGER Medorrhinum das Mittel der Wahl. Weitere bewährte Mittel bei Windeldermatitis sind Sulfur, Calcarea, Mercurius, Acidum nitricum und Chamomilla.

XII. 3. Zur angeborenen miasmatischen Belastung

Die chronischen Miasmen werden vererbt (vgl. VIII. Kapitel). Je früher deshalb ein Kind ernsthaft krank wird, desto stärker ist seine miasmatische Belastung und desto eher ist an eine entsprechende Nosode wie Tuberculinum, Medorrhinum oder Syphilinum zu denken.
Allgemein kann man sagen, daß die weiblichen Nachkommen mehr von der väterlichen, die männlichen hingegen mehr von

der mütterlichen Seite beeinflußt werden. Beim erstgeborenen Kind ist gewöhnlich der Einfluß der mütterlichen Seite größer.

Das Kind sykotischer Eltern

Woran erkennt man die angeborene Sykosis? Diese Säuglinge haben ein eigentümlich greisenhaftes Aussehen. Sie sind anämisch, krankheitsanfällig und bleiben in ihrer Entwicklung zurück.

Wenn Kinder normal großer Eltern für ihr Alter zu klein sind, spricht dies für Sykosis.

Typisch sind ferner Bauchkoliken, Flatulenz und Diarrhoe bei Säuglingen. „Die Kinder weinen die ganze Zeit, man fragt sich, was sie haben. Sie haben Koliken. Muttermilch verschlimmert. Diese Koliken werden gebessert durch Druck, wenn man sie auf den Bauch legt. Wärme bessert auch; als Mittel dagegen werden hauptsächlich Argentum nitricum und Lycopodium empfohlen" (KÜNZLI, Die Sykosis, Dt. J. f. Homöopathie, 1, 262, 1982).

Die Durchfälle, ja, das ganze Kind, riechen sauer. Es kann zu Durchfällen noch unverdauter Nahrung kommen, oder die Stühle sind grün, schleimig und wundmachend. Auch der Urin ist scharf und macht wund.

Erkrankt ein Kind sehr früh (z. B. im Alter von 3 Monaten) an Asthma, so ist Sykosis naheliegend. Schniefen der Neugeborenen, häufige Erkältungen oder Tuberkulose in den ersten beiden Lebensjahren sind ebenfalls Sykosiszeichen. Hinweise auf der Haut sind Warzen von Geburt oder vom Zahnwechsel an sowie Naevi flammei.

Zur sogenannten Eugenischen Kur

Von gewissen Homöopathen wird eine schematische Behandlung von schwangeren Frauen zur Erzielung gesunder Nachkommen propagiert. Zu diesem Zweck verabreicht man im Laufe der Schwangerschaft mehrere Gaben hoher Potenzen von Syphilinum, Medorrhinum, Tuberculinum und evtl. auch von Psorinum und Carcinosinum. Damit sollen die entsprechenden Miasmen bei der werdenden Mutter ausgelöscht werden, bevor sie auf das Kind übergehen. – Eine solche schematische und damit den Grundsätzen der Homöopathie widersprechende Behandlung bringt es mit sich, daß wohl in den meisten Fällen viele der gegebenen Nosoden gar nicht indiziert sind. Die Auswirkungen auf das Kind solcher nicht angezeigter, *tiefwirkender* Mittel – und um solche handelt es sich bei den erwähnten Nosoden – lassen sich schwer abschätzen. Von verschiedenen Seiten liegen jedenfalls Beobachtungen vor, die zeigen, daß eine solche „eugenische" Kur sich negativ auf die Nachkommen auswirken kann.

XII. 4. Prophylaxe und Impfungen

Wie soll man seine Patienten in bezug auf Impfungen beraten?
Sind Impfungen wirklich so harmlos, wie allgemein angenommen wird?
Schwere Impfschäden gelten zwar als sehr selten, doch sind subtilere Folgen, deren Kausalzusammenhang mit der Impfung nicht ganz offensichtlich ist, sowie Langzeitauswirkungen noch kaum erforscht.
Sehr aufschlußreich sind daher die Berichte von MOSKOWITZ über chronische und rezidivierende Krankheitszustände bei Geimpften, die nach Gabe der entsprechenden Nosode prompt verschwanden (I. DIEMER, Impfungen, Dt. J. f. Homöopathie, 6, 78–85, 1987).
Anders als bei der natürlichen Infektion, wird bei den meisten Impfungen der Krankheitserreger dem Körper *unter Umgehung der natürlichen Abwehrschranken* zugeführt. Dies ist bei Lebendvakzinen nicht unbedenklich, können Viren doch jahrelang in Wirtszellen persistieren. Die Folgen für den Organismus sind schwer abzusehen; am Beispiel der Herpes-Viren wissen wir immerhin, daß sie chronisch-rezidivierende Krankheiten verursachen können. Eine weitere bekannte Möglichkeit sind langsam entstehende, chronisch-progressive Erkrankungen durch Infektion mit einem Slow-virus.
Darüber hinaus haben Viren die Fähigkeit, ihr Genom an die DNS der Wirtszelle anzuheften. Denkbare Folgen sind Autoimmunprozesse oder Tumorbildung (siehe oben erwähnte Quelle).
RESCH bringt unter anderem Legasthenie, Multiple Sklerose und chronische Sinusitiden mit Impfungen in Zusammen-

hang. Ebenso sind nach seiner Erfahrung Verhaltensstörungen und andere psychische Defekte bei Kindern oft durch Impfungen bedingt.
Für COULTER[1]) sind nebst anderem viele Fälle von plötzlichem Kindstod (SUID) auf die DTP-Impfung zurückzuführen. Seine Bedenken richten sich dabei in erster Linie gegen den Pertussis-Anteil dieses kombinierten Impfstoffes.
Bevor man sich zum Ziel setzt, meist harmlose Krankheiten wie Masern, Mumps und Pertussis „auszurotten", sollte man eigentlich diese Fragen und Beobachtungen genau überprüfen. Sonst schießt man, mit COULTER gesprochen, eben ins Dunkle.

Was für *Alternativen* zur Impfung stehen zur Verfügung?
Hier zunächst ein allgemeiner Gesichtspunkt zur Prophylaxe: frühere Generationen homöopathischer Ärzte hatten reichlich Gelegenheit, Erfahrungen mit der Behandlung von Infektionskrankheiten zu sammeln. Dabei stellten sie immer wieder fest, daß bei jeder Epidemie einige wenige Mittel oft indiziert waren, eines davon besonders häufig. Dieses eine Mittel scheint am besten der jeweiligen Eigenart des Erregers bzw. der Epidemie zu entsprechen. Diese Arznei ist dann auch geeignet, als Prophylaktikum denen verabreicht zu werden, die noch nicht erkrankt sind, wie KENT schreibt. Denn „ein Mittel zur Vorbeugung einer Krankheit braucht nicht ein so genaues Simile zu sein wie jenes zur Heilung" (Zur Theorie der Homöopathie, S. 267).
Kennt man das „Epidemiemittel" nicht, so empfiehlt KÜNZLI, für prophylaktische Zwecke die entsprechende Nosode zu geben. *Nosoden* stellen ganz allgemein eine Alternative zur Impfung dar.

Empfehlungen zu einzelnen Krankheiten
- Diphtherie: Impfung oder Nosode (eine Gabe Diphtherotoxin XM).
- Hepatitis: keine Impfung, statt dessen eine Gabe der Nosode

[1]) H. L. COULTER, B.. L. FISCHER, DTP, A Shot in the Dark, Warner Books.

(M), bei hepatitisverdächtiger Verletzung evtl. wiederholen (dieselbe Nosode für Hep. A und B).

- Masern: Keine Impfung. Zur Prophylaxe eine Dosis Morbillinum M, am besten erst dann, wenn durch Masernfälle in der Umgebung eine konkrete Erkrankungsgefahr besteht.
- Mumps: Gleiche Empfehlung wie bei Masern (Nosode: Parotidin XM).
- Pertussis: gleiche Empfehlung wie bei Masern (Nosode: Pertussinum XM).
- Poliomyelitis: Künzli empfiehlt grundsätzlich die Impfung, da diese auf dem natürlichen Infektionsweg erfolgt. Andererseits handelt es sich um eine Lebendvakzine, weshalb Resch davon abrät. Er empfiehlt statt dessen drei Gaben Lathyrus sativus (30, 200, M) im Abstand von je drei Tagen oder eine Gabe der Nosode.
- Rubeolen: Bei Frauen im gebärfähigen Alter nach vorgängiger Antikörperbestimmung Impfung oder eine Gabe Rubella M.
- Tetanus: Impfung oder Nosode (eine Gabe Tetanotoxin XM).
- Tuberkulose: Keine Impfung. Bei familiärer Belastung mit Tbc 1–2mal im Leben Tuberculinum XM. (Hat der Patient selbst einmal eine Lungentuberkulose durchgemacht, so ist Tuberculinum nicht angezeigt. Bei aktueller Tbc ist es sogar kontraindiziert).
- Zeckenenzephalitis: Resch rät dringend von der Impfung ab und empfiehlt statt dessen, in Endemiegebieten im Frühjahr prophylaktisch eine Dosis Apis C30 zu nehmen.
- Tropenkrankheiten siehe XIII. Kapitel.

Wie sicher diese Alternativen zur Impfung sind, ist noch wenig erforscht. Nur über die Pockenimpfung besteht eine großangelegte Studie (aus der Zeit der Jahrhundertwende). Hier hat sich gezeigt, daß die homöopathische Prophylaxe einen wesentlich besseren Schutz bot als die konventionelle[1]).

[1]) Anshuetz, E. P., New, Old and Forgotten Remedies, Philadelphia 1900 (Boericke & Tafel) Reprint: Indian Books & Periodicals Syndicate, New Delhi.

Kommt es trotz homöopathischer Prophylaxe zu einer Erkrankung, so ist zu bedenken, daß ein gut gewähltes homöopathisches Mittel grundsätzlich auch gegen Virusinfektionen wirkt. Doch die Entscheidung, wie man seine Patienten in bezug auf Impfungen beraten will, liegt beim Einzelnen.
Nach Resch können Impfschäden teilweise vermieden werden, wenn man vorher die entsprechende Nosode gibt oder gleichzeitig mit der Impfung Thuja (mindestens C30) verabreicht. Sind bereits Schäden eingetreten, so behandelt man diese am besten mit der jeweiligen Nosode. Die Repertoriumsrubrik ALLGEMEINES/nach Impfen (im Syn. Rep. bedeutend erweitert) bezieht sich nur auf die Folgen der heute nicht mehr üblichen Pockenimpfung.

XII. 5. Beiträge zu einigen Kindertypen

Calcarea carbonica

Diese Arznei wird aus den inneren Schichten von Austernschalen hergestellt. Es handelt sich also chemisch gesehen nicht um reines Kalziumkarbonat. Calcarea ist eines der wichtigsten Heilmittel im Kindesalter.
Hauptmann beschreibt das „Calcarea-Kind" wie folgt: Der Säugling ist von blassem Aussehen mit hellen, oft blauen Augen und großem Kopf. Die Fontanelle bleibt lange offen. Es handelt sich um phlegmatische Säuglinge, die auch den Kopf wenig bewegen. Deshalb ist die Stelle am Hinterkopf, wo er immer aufliegt, oft weniger behaart. Da zudem die Knochen weich sind, werden auch Deformitäten des Schädels beobachtet. – Besonders typisch ist der Schweiß an Kopf und Nacken. Der Hals kann schlank sein. Die Haut ist zart, nicht selten mit feinschuppigen, milchschorfartigen Ausschlägen. Die Hände sind weich, wie wenn die Knochen fehlten. Handflächen und Fußsohlen sind kalt und feucht. Diese Kinder haben typischerweise einen dicken Bauch; Nabelhernien, Nabelgranulome oder -ekzeme findet man verhältnismäßig oft. Es besteht eine Neigung zu Hüftgelenksdysplasie. Die Rachenmandeln sind meist vergrößert. Häufig beobachtet man Niesen ohne Schnupfen.
Die motorische Entwicklung der Calcarea-Kinder ist oft verzö-

gert. Sie lernen langsam gehen und sprechen; verzögert ist auch die Zahnung. Die Umstellung von Muttermilch auf Kuhmilch ist vielfach mit Schwierigkeiten verbunden. Karotten werden nicht vertragen (wie bei Lycopodium). Die Ausscheidungen bei Erbrechen und Diarrhoe riechen sauer. Bei Verstopfung fühlen sich diese Kinder wohl.
Calcarea-Kinder sind „brav" und geben kaum zu Klagen Anlaß. Sie sind langsam, schüchtern, schutzbedürftig und angepaßt. In der Schule haben sie Angst zu versagen und ausgelacht zu werden. Sie leben im Gefühl: „Die Welt ist groß und stark, ich bin so klein und schwach". Deshalb neigen sie dazu, sich von den Schulkameraden zurück zu ziehen und lieber zu Hause für sich etwas zu basteln. Sie begründen ihr Verhalten damit, was die andern machen, sei „blöde", oder die andern ließen sie ohnehin nicht mitspielen. Dabei fühlen sie sich schwach und minderwertig, wollen aber vermeiden, daß jemand etwas davon merkt.

Barium carbonicum (= Baryta carbonica)
Barium carbonicum hat einige Gemeinsamkeiten mit Calcarea. Auch hier stellt man eine allgemeine Retardierung in der Entwicklung fest. Während aber bei Calcarea die Entwicklung einfach etwas verlangsamt ist, bleibt sie bei Barium carbonicum in mancher Hinsicht auf kindlicher Stufe stehen. Der Körper oder auch nur einzelne Organe, besonders die Geschlechtsorgane, können klein bleiben.
Calcarea-Kinder sind nicht unintelligent, doch bei Baryta carbonica bleiben auch die intellektuellen Fähigkeiten zurück. Auch wenn sich diese Kinder ernsthaft Mühe geben, ist ein Mangel an Einfällen und an Spontaneität festzustellen. Deshalb können sie nicht für sich allein spielen, wegen ihrer Schüchternheit aber auch nicht mit andern. Am liebsten bleiben sie in der vertrauten Umgebung ihrer Familie, von der sie in ihrer Unselbständigkeit stark abhängig sind. Auch haben sie kaum Freunde und es besteht eine Abneigung gegen Fremde. Sie fürchten sich denn auch besonders vor Verlust ihrer Angehörigen. Es fällt ihnen schwer, sich neuen Gegebenheiten anzupassen.
Aus Mangel an Eigeninitiative und Selbständigkeit lassen solche Kinder beispielsweise Fragen, die sie selbst beantwor-

ten könnten, durch die Mutter beantworten. Oft beobachtet man ein stauniges Verhalten. Beim Arzt verkriecht sich das Kind aus Angst vor dem Fremden. Heißt man es aber hervorzukommen, so gehorcht es. In der Schule mögen sie zwar fleißig lernen, doch begreifen sie den Stoff nicht, oder sie wissen das Gelernte nur zur Hause; wenn aber der Lehrer sie danach fragt, ist nichts mehr vorhanden.

Veratrum album
Bei geistig behinderten Kindern kommt auch Veratrum album in Frage; diese Kinder sind jedoch enorm aktiv. Es handelt sich um eine unaufhörliche, stumpfsinnige Aktivität. So wird zum Beispiel immer dasselbe Wort wiederholt, unermüdlich ein Blauklötzchen aufs andere gelegt, oder das Kind singt Tag und Nacht, malt eine Zeichnung nach der andern etc. Typisch ist, daß sich diese Aktivität nie zu erschöpfen scheint, was solche Kinder für die Umgebung schier unausstehlich machen kann. Normalerweise sind sie aber nicht destruktiv.

Tuberculinum
Tuberculinum-Kinder sind auch „schwierig" und immer in Bewegung. Hier steht aber eher eine ungeduldige, eigensinnige Unbeständigkeit dahinter. Solche Kinder sind nie zufrieden; auf alles antworten sie mit „nein". So wollen sie zum Beispiel auch oft nicht essen. Wenn ihnen etwas nicht paßt, sind sie zu einem unkontrollierten Wutanfall mit Beschimpfen der Eltern fähig. Sie können richtiggehend bösartig sein und das Familienleben schwer belasten.

Lycopodium
Für kleine (und erwachsene) Tyrannen kann auch Lycopodium das passende Mittel sein. Zwar sind diese Kinder im Kindergarten oder in der Schule ganz brav, zu Hause können sie aber zu richtigen Diktatoren werden. Letzteres ist in besonderem Maße dann der Fall, wenn sie krank sind. Sie sind dann sehr reizbar, ungeduldig und werden gleich wütend, wenn die Mutter ihren Wünschen nicht sofort nachkommt. Sie möchten zwar allein sein, doch erwarten sie, daß sich immer jemand in ihrer Nähe aufhalte.

XIII. Behandlungshinweise zu Notfällen, Krankheiten und Problemen der täglichen Praxis

Im folgenden werden – wiederum in alphabetischer Reihenfolge – für bestimmte klinische Diagnosen ein oder meist mehrere homöopathische Mittel angegeben. Welches von diesen im Einzelfall indiziert ist, müssen die individuellen Symptome und Zeichen sowie der Typus des Patienten entscheiden. Diese Empfehlungen haben zudem nur dort Gültigkeit, wo nicht auffallende Symptome auf ein anderes Mittel hinweisen.

Abszesse
Myristica bringt Abszesse oft zur Entleerung. Deshalb wird es auch als „homöopathisches Messer" bezeichnet.
GAWLIK empfiehlt es in entsprechenden Fällen (z. B. auch bei Bartholinitis) in der D2 alle 10–15 Minuten.
Bei Spritzenabszessen ist *Ledum* das Mittel der Wahl.

Apoplexie
Bei einer frischen Apoplexie – der Patient ist bewußtlos und hat ein rotes Gesicht – denkt man zuerst an *Belladonna.* Man kann dem Patienten stündlich ein Kügelchen der C30 auf die Zunge geben.
Erwacht er nach 5–6 solcher Gaben nicht aus dem Koma und fällt der Unterkiefer schlaff nach unten, so daß der Patient, wenn der Mund geschlossen ist, bei jedem Ausatmen die Wangen etwas aufbläht unter geräuschvollem Entweichen der Luft, gibt man *Opium C200* (1mal). Bei langsamem, schnarchendem oder röchelndem Atem im Zusammenhang mit cerebralen Affektionen ist generell an Opium zu denken (im Repertorium siehe ATMUNG/Geräusche/Schnarchen bzw. stertorös).
Im weiteren kommen bei Apoplexie auch Nux vomica, Arnica und Cocculus in Frage.

Asphyxie
Antimonium tartaricum hat folgende Symptome: Der Patient ist bläulich verfärbt, zeigt rasselnde Atmung, eine weiß belegte Zunge, Brechreiz, Durstlosigkeit, er erträgt absolut keine Berührung und Kopf und Hände zittern.
Für Kohlenmonoxidvergiftung siehe Kent-Repertorium, ATMUNG/Asphyxie.

Augenverletzungen
- durch Faustschlag, Schneeball etc.: Symphytum C30, eine Gabe, oder evtl. Bellis perennis C30.
- Splitter oder Mücke im Auge: Aconitum C30 alle 1–3 Stunden (je nach Schweregrad).
- Verletzungen und Narben der Hornhaut: eine Gabe Euphrasia C200 oder höher.
- subkonjunktivale Blutung: Hamamelis Urtinktur, 5 Tropfen jede Stunde oder Ledum M, eine Gabe.

Bißwunden
Allgemein: *Ledum M,* eine Gabe (vgl. Kent-Repertorium ALLGEMEINES/Wunden/Bisse von giftigen Tieren). Wenn der Arm schon rot ist, also eine Lymphangitis besteht, kann *Bufo* M oder XM versucht werden, selbstverständlich unter engmaschiger Überwachung des Patienten (vgl. EXTREMITÄTEN/Entzündung/Lymphgefäße des Armes).
- Hundebiß, Katzenbiß: Ledum M; bei bläulicher Verfärbung kommt auch Lachesis in Frage.
- Quallen-„Bisse“: Apis D6 lokal oder eine Gabe Acidum aceticum C200 (per os).
- Zeckenbiß:
  1) Zecke mit Hilfe von einem Tropfen Öl oder Petroleum ersticken und herauslösen.
  2) Eine Gabe Ledum M.

  Bei Enzephalitis Aconitum oder Apis C30 alle 3 Stunden, bis eine Besserung eintritt. Prophylaxe der Enzephalitis siehe S. 186.

Blutungen
Gawlik empfiehlt bei Epistaxis, Magenblutung oder anderen inneren Blutungen *Phosphorus D200 intravenös,* bei venösen

Blutungen durch oberflächliche Verletzungen *Hamamelis D3* alle 10 Minuten.
Generell ist bei Blutungen auch an Lachesis zu denken.

Bursitis acuta
Ruta XM, eine Gabe; falls keine Besserung eintritt, Apis XM.

Commotio cerebri
Eine Gabe *Arnica XM,* sofern nicht auffallende Symptome eine andere Arznei, wie z. B. Opium, Cicuta oder Helleborus anzeigen. Bei Blutung aus dem Ohr Hypericum M oder XM.
Bei *bleibenden Beschwerden nach Hirnerschütterung* sind Natrium sulfuricum und Cicuta die Hauptmittel.

Empyem
Nach Entleerung eine Gabe Pyrogenium C200.

Erfrierungen
Generell: *Agaricus M.* Bei einem Pulsatilla-Typ gibt man aber besser Pulsatilla, da dieses Mittel auch eine Beziehung zu Erfrierungen hat. Bei Erfrierungserscheinungen an den Fersen kommt außerdem Petroleum in Betracht.
Gegen *Schmerzen beim Aufwärmen* des Kältegeschädigten wird Carbo vegetabilis C200 alle 2 Stunden angegeben. Sind diese Schmerzen vor allem im Kopf lokalisiert, verbunden mit einem Hitzegefühl, so ist Aconitum C30 oder 200 alle 2 Stunden angezeigt.

Fazialisparese (idiopathische)
Diese findet fast immer in *Causticum* (Hochpotenz) ihr Heilmittel.

Frakturen
Nach Röntgenuntersuchung und Reposition eine Gabe *Symphytum C30,* wenn nötig nach 35 Tagen wiederholen. Diese Arznei kann auch bei Komplikationen der Frakturheilung helfen. Bei Splitterfrakturen kommt daneben Hypericum (XM, eine Gabe) in Frage.

Gallenkolik
Lokal heiße Kamillenwickel und innerlich eine Gabe *Chamomilla XM.* Belladonna kommt auch in Betracht (vgl. auch S. 53).

Grippe
Zur *Prophylaxe* empfiehlt KÜNZLI im Winter jeden Monat eine Gabe Influenzinum C200. Dies bedingt allerdings eine Unterbrechung der Behandlung mit dem Konstitutionsmittel während dieser Zeit.
Für *verzögerte Rekonvaleszenz* nach einer Grippe empfiehlt DIETRICH Tuberculinum aviaire C200, SPRINGER Abrotanum oder Kalium phosphoricum.

Herzinfarkt
Der Patient ist
- blaß: Arsen, Lachesis oder Carbo vegetabilis C30 viertelstündlich.
- blau: Antimonium tartaricum, Acidum oxalicum.
- weiß-grau und kalt: Arsen, Carbo vegetabilis.
- blau und kalt: Acidum oxalicum.
- kollabiert: Carbo vegetabilis C200 viertelstündlich.
- durstig und sehr unruhig: Arsen, Carbo vegetabilis.

Nach BEHNISCH ist *bei schwüler Witterung* Lachesis das am häufigsten indizierte Mittel bei (drohendem) Herzinfarkt. Ziehen die pektanginösen *Schmerzen bis in die Finger,* ist dies ein Hinweis für Latrodectus mactans. Strahlt der Schmerz nach oben aus (linkes Schulterblatt, Nacken, Hals, Kinn) oder in den Rücken, so spricht dies für

Naja tripudians (Gift der Kobra oder Brillenschlange). Das Herzinfarkt-Bild dieses Mittels soll im folgenden kurz vorgestellt werden: Der Naja-Patient ist (im Gegensatz zu Lachesis) kälteempfindlich. Der Kopf ist aber heiß und die Kopfsymptome – typisch sind linksseitige Kopfschmerzen – verschlimmern sich im warmen Zimmer. Schlaf verschlimmert ebenfalls, weshalb die Herzbeschwerden oft in den frühen Morgenstunden auftreten. Der Patient kann nicht auf der linken Seite liegen. Kardial bedingter Husten und Dyspnoe mit Gefühl des Zusammenschnürens im Hals sind ebenfalls charakteristisch. Der Puls ist schwach.

In der Arzneimittellehre von BOERICKE heißt es zu *Geist und Gemüt*: „Brütet dauernd über eingebildeten Sorgen. Wahnsinn mit Neigung zu Selbstmord."
GAWLIK bestätigt dies insofern, als er bei Patienten, die Naja brauchten, völlig irrationale finanzielle Sorgen gefunden hat. Im Zusammenhang damit seien auch Selbstmordgedanken geäußert worden.
Weitere Arzneimittel, die bei Herzinfarkt bzw. Angina pectoris angeraten werden, sind Aconitum, Arnica, Cactus, Acidum hydrocyanicum und Rhus toxicodendron.

Heuschnupfen
Es ist möglich, daß diese Störung vom Konstitutionsmittel nicht, oder zumindest nicht rasch geheilt wird.
Dann gilt es, ein Mittel zu geben, das die auffallenden Symptome des Heuschnupfens deckt. Bei *Jucken ganz hinten* im Gaumen beispielsweise ist an Wyethia, bei Jucken in der Eustach'schen Röhre an Nux vomica zu denken.

Husten
Neben den üblichen Fragen nach dem Ton und der Art des Hustens (paroxysmal/trocken/mit Auswurf), zeitlichem Auftreten, Modalitäten und Begleiterscheinungen, müssen es vor allem die auffallenden Symptome sein, die zum Heilmittel führen.
Dazu ein paar Beispiele:
- Husten beim Warmwerden im Bett.
- aufwachen durch Husten (siehe HUSTEN/Schlaf).
- greift mit den Händen an die Stirn (KOPF/Hände)
- greift mit den Händen an den Hals (HUSTEN/greift)
- muß die Brust mit beiden Händen halten beim Husten (HUSTEN/Hände).

Hypertonie
Laut KÜNZLI sind die Erfolge mit dem Mittel, das zur Gesamtheit der Symptome paßt, gut. Besonders hervorzuheben sind *Natrium muriaticum, Sulfur, Belladonna, Phosphor, Sepia* und *Lachesis.* Einzig bei Lycopodium, auch wenn es indiziert scheint, sind die Resultate nach KÜNZLIS Erfahrung unbefriedigend.

Nimmt der Patient bereits Antihypertensiva, beginnt man am besten mit Q-Potenzen, während man die Medikamente schrittweise reduziert.

Insektenstiche
Das Mittel der Wahl für Stichverletzungen und deren Komplikationen (nicht nur Insektenstiche) ist *Ledum* (M, eine Gabe).
Folgende Spezialfälle verlangen aber nach anderen Mitteln:
- Stich in die *Mundhöhle:* eine Gabe Natrium muriaticum M und Gurgeln mit Salzwasser.
- *Allergische Reaktion* mit Kollapsgefahr: eine Gabe Acidum carbolicum C30 oder 200. In Fällen, wo Sepia das Konstitutionsmittel ist, gibt man mit Vorteil dieses.

Zur lokal abschwellenden Behandlung von Insektenstichen eignet sich auch Calendula- oder Arnica-Urtinktur. Für Hornissenstiche wird Lavendelöl empfohlen.
Um Insekten abzuhalten, eignet sich Nelkenöl oder verdünnte Molke zum Einreiben der unbedeckten Körperpartien.

Katheterfieber
KÜNZLI empfiehlt Aconitum C30 jede Stunde.
Für Blasenbeschwerden nach Katheterisierung vgl. S. 170.

Kollaps
- Der Patient fühlt sich kalt an, selbst seine Atemluft ist kalt: Carbo vegetabilis C200 alle 15 Minuten.
- (Kalter) Schweiß auf der Stirn, Erbrechen, Durchfall: Veratrum C200 oder M, eine Gabe.
- Kollaps als Folge von großem Blutverlust: China XM.

Beschwerden nach Lumbalpunktion
Bei Lumbalschmerzen im Anschluß an die Punktion Hypericum M, bei Kopfschmerzen nach Lumbalpunktion Natrium sulfuricum M.

Lungenödem
Bei Lungenödem käme ein Mittel aus der Repertoriumsrubrik BRUST/Ödem der Lungen, in Frage. Selbstverständlich geht es aber nicht darum, in lebensbedrohlichen Situationen um jeden

Preis eine homöopathische Behandlung zu versuchen, wo geeignete allopathische Mittel zur Verfügung stehen.

Nierenkolik
Lycopodium Q1 alle 15 bis 30 Minuten. Bei linksseitigen Koliken kommt auch Berberis in Frage.

Operationen
- Zur Beruhigung vor der Operation hat sich laut Künzli eine Gabe Gelsemium C30 oder 200 bewährt.
- Bei Übelkeit, Erbrechen oder Gedächtnisverlust nach der Operation ist in erster Linie Phosphor angezeigt.
- Für Blähungen und Verschlechterung des Allgemeinzustandes nach Operationen werden in der Literatur Carbo vegetabilis und Staphisagria angegeben.
  Staphisagria kann nach Schlüren auch präoperativ gegeben werden zur Prophylaxe der Darmatonie.
  Für starke Blähungen postoperativ ist auch Raphanus bekannt.
  Künzli empfiehlt nach Gastrostomie und Gastroenterostomie Carbo vegetabilis C200, evtl. wiederholte Gaben, nach Cholecystektomie Phosphorus M (eine Gabe).
  Diese Mittel sollen so bald als möglich nach der Operation gegeben werden.

Phantomschmerz
Siehe EXTREMITÄTEN/Verletzungen/Finger. Diese Rubrik gilt für Phantomschmerzen allgemein. Das Repertorium Generale enthält eine bedeutend umfangreichere Rubrik hierzu (EXTR./Amputated stump painful).

Prüfungsangst
Verschiedentlich empfohlen werden Argentum nitricum, Gelsemium oder Strophanthus.

Radioaktive Verseuchung
Gawlik empfiehlt Kalium jodatum D2, Resch Cadmium sulfuricum (Hochpotenz).

Raucherentwöhnung
Bei vorhandener Motivation empfiehlt KÜNZLI *Caladium seguinum D6,* an 6 aufeinanderfolgenden Tagen je ein Globulus und anschließend 2mal wöchentlich Placebo über 12 Wochen. In der Literatur wird auch von Erfolgen mit Tabacum C200 oder M, eine Gabe, berichtet.

Schlaflosigkeit
KÜNZLI empfiehlt *Avena sativa*-Urtinktur, 20 Tropfen vor dem Schlafen, was bedenkenlos neben der Konstitutionsbehandlung gegeben werden kann.
Für Schlaflosigkeit überaktiver Kinder gibt GAWLIK Cypripedium (Tiefpotenz) an. Bei Einschlafstörungen alter Leute hilft manchmal Coffea C3 oder C6.

Schnupfen
Um das passende Heilmittel zu finden, fragt man nach Eigenschaften des Sekrets (Beschaffenheit, Farbe, macht es die Haut wund?), Verstopfung der Nase (wann und auf welcher Seite?), Modalitäten (im Freien/im warmen Zimmer etc.) und nach Begleitsymptomen irgendwelcher Art. Hier helfen einem unter anderem Angaben weiter wie:
- Völlegefühl im Kopf (NASE/Absonderung/reichlich; engl. discharge/copious).
- verminderter Geschmackssinn (MUND/Geschmack/fehlt/bei Schnupfen).
- Niesen –anfallsweise
–nach Husten
- Schmerz beim Einatmen von Luft (NASE/Luft/empfindlich gegen eingeatmete Luft).

Schock (emotional)
Drei Arzneimittel stehen bei emotionalem Schock und dessen Auswirkungen auf den Körper im Vordergrund: *Aconitum, Natrium muriaticum* und *Opium.* Die Symptome müssen im Einzelfall den Ausschlag für die Mittelwahl geben.

Thrombose
Für Thrombosen, sowohl tiefe wie oberflächliche, gilt die Repertoriumsrubrik EXTREMITÄTEN/Phlegmasia (engl. milkleg).

Trauma, Verletzungen
Arnica ist das Mittel der Wahl für Unfälle und Verletzungen. Bei Stoß, Schlag und offener Verletzung empfiehlt sich daher generell eine Gabe Arnica (bei laufender homöopathischer Behandlung C200 oder M, sonst evtl. XM), sofern nicht durch spezifischere Symptome andere Mittel passender erscheinen. Dabei ist nicht zu vergessen, daß auch Arnica ein gut bekanntes Arzneimittelbild besitzt. Wenn daher ein Verunfallter noch andere Symptome dieses Mittels zeigt, ist seine Wirkung um so sicherer.
Bellis perennis, das Gänseblümchen, paßt für alle Quetschungen drüsiger Organe, also Brustdrüse, Brustwarze, Lymph-„Drüsen". Daneben hilft es auch bei kleinen Ecchymosen und Kratzwunden.
Calendula, die Ringelblume, ist das geeignetste Mittel für Rißquetschwunden. Es wird vorwiegend äußerlich angewandt. KÜNZLI empfiehlt Umschläge mit einem Tropfen Urtinktur auf ein Glas Wasser. Zusätzlich kann evtl. eine Gabe C30 innerlich verabreicht werden.
Hypericum, das Johanniskraut, ist besonders bewährt bei Verletzungen empfindlicher, also gut innervierter Teile und von Nervengewebe selbst. Deshalb seine Anwendung bei „gequetschten und aufgerissenen Fingerspitzen" (vgl. Repertorium ALLGEMEINES/Wunden), Sturz auf das Steißbein, Schlag gegen die Genitalien oder nach Zahnextraktion. GEUKENS empfiehlt es auch bei Schleudertrauma der HWS, bei Überdehnung von Nerven durch Luxationen und selbst für ernste Verletzungen von Rückenmark (vgl. RÜCKEN/Wirbelsäule/Erschütterung des Rückgrats; engl. concussion) und Medulla oblongata (Wirbelsäule/Verletzung/nach, liegt auf dem Rücken, wirft den Kopf zurück).
Ledum ist wie bereits erwähnt das Hauptmittel für Stichverletzungen und deren Folgen. „Ledum verhindert das Entstehen von *Tetanus*", schreibt KENT in seiner Arzneimittellehre. (Hervorhebung durch den Verfasser).
Rhus toxicodendron ist bei Verhebetraumata und Bänderzerrungen geeignet.
Ruta wird bei Traumatisierung des Periostes sowie bei Sehnenscheidenentzündungen empfohlen.
Staphisagria ist nützlich bei frischen Schnittwunden mit

scharfen Rändern. (Verletzungen beim Sezieren verlangen nach andern Mitteln, vgl. Repertorium unter ALLGEMEINES/ Wunden).
Symphytum, ein weiteres Mittel für Verletzungen, wurde bereits bei Augenverletzungen und Frakturen erwähnt.

Verletzungen durch Splitter (z. B. Glasscherben): Hypericum ist hier das Hauptmittel. Entsteht aber ein Kältegefühl um die Wunde, so ist Ledum vorzuziehen. Bildet sich ein Abszeß, so ist Silicea angezeigt. Bei Verletzungen durch Holzsplitter werden Hepar sulfuris oder Silicea empfohlen.

Fußverstauchungen: BEHNISCH empfiehlt Bryonia bei Verschlechterung durch die geringste Bewegung, Rhus toxicodendron bei heftigen Schmerzen erst am nächsten Morgen und Arnica oder Ruta bei unspezifischen Symptomen.
Bei verzögerter Heilung einer Fußverstauchung empfiehlt KÜNZLI Strontium.

Tropenkrankheiten (Prophylaxe)

- Malaria: In Gebieten mit nicht sehr hohem Infektionsrisiko kann eine Dosis *Natrium muriaticum M* statt der Chemoprophylaxe gegeben werden. (Bei längeren Aufenthalten alle 35 Tage wiederholen).
  Dazu gehört selbstverständlich eine sorgfältige Expositionsprophylaxe. Zudem sollte das für den jeweiligen Aufenthaltsort empfohlene Chemotherapeutikum mitgenommen werden.
- Reisediarrhoe: KÜNZLI empfiehlt, allen Tropenreisenden Camphora Rubini mitzugeben, mit der Weisung, bei schweren Durchfällen alle 2 Stunden 20 Tropfen zu nehmen.
  RESCH empfiehlt, zu Beginn des Tropenaufenthaltes täglich einige Tropfen Nux vomica und *Okoubaka* (Tiefpotenzen) zu prophylaktischen Zwecken zu nehmen. (Cave: Nux vomica ist ein Antidot zu vielen in der Homöopathie verwendeten Arzneien, siehe „Das kleine Buch der Arzneimittel-Beziehungen").
  GAWLIK hat ebenfalls mit Okoubaka D 2 zur Vorbeugung bei kontaminierter Nahrung gute Erfahrungen gemacht.
- Typhus: Konventionelle Prophylaxe.

Verbrennungen

Sofort eine Gabe Cantharis C 30 einnehmen. Bei größeren Verbrennungen Umschläge mit Cantharis (2–3 Tropfen Urtinktur auf 1 Glas Wasser) oder Causticum C 1 (unverdünnt).

Literaturverzeichnis

Arzneimittellehren

ALLEN, H. C.: The Encyclopedia of Pure Materia Medica, 10 vols and Index (2 vols), Ind. Repr., New Delhi (1976).

ALLEN, H. C.: Keynotes, 5th ed., Philadelphia (1925). (dtsch: Leitsymptome wichtiger Mittel der homöopath. Materia Medica. Burgdorf, Göttingen, 1982).

BOERICKE, W.: Pocket Manual of Homoeopathic Materia Medica, Ind. Repr., New Delhi (1976) (dtsch: Homöopathische Mittel und ihre Wirkungen, Grundlagen und Praxis, Leer, 1972).

CLARKE, J. H.: A Dictionary of Practical Materia Medica, 3 vols, The Homoeopathic Publishing Co., London (1947).

HAHNEMANN, S.: Reine Arzneimittellehre, 6 Bde., Bd. 1 u. 2 3. Aufl., Arnold, Dresden u. Leipzig (1830–33), Bd. 3–6 2. Aufl., (1825–27). (Repr.: Haug, Heidelberg, 1979).

HAHNEMANN, S.: Chronische Krankheiten, Bde. 2–5, 2. Aufl., Arnold, Dresden u. Leipzig (1835). (Repr.: Haug, Heidelberg 1979 u. O.-Verlag, Berg, 1983).

HERING, C.: The Guiding Symptoms of our Materia Medica, 10 vols, Ind. Repr., New Delhi (1974).

KENT, J. T.: Lectures on Homoeopathic Materia Medica, 4th ed., Philadelphia (1946). (dtsch: Kent's Arzneimittelbilder, 5. Aufl., Haug, Heidelberg, 1985).

LATHOUD, J. A.: Materia Medica, 3 Bde., O.-Verlag, Berg (1985).

NASH, E. B.: Leaders in Homoeopathic Therapeutics, Ind. Repr., New Delhi (1977). (dtsch: Leitsymptome in der Homöopathischen Therapie, Haug, Heidelberg, 1959).

STAUFFER, K.: Klinische Homöopathische Arzneimittellehre, 5. Aufl., Joh. Sonntag, Regensburg (1967).

VITHOULKAS, G.: Essenzen homöopathischer Arzneimittel, S. Faust, Frankfurt/M. (1986).

Repertorien

BARTHEL, H. und KLUNKER, W.: Synthetisches Repertorium, 3 Bde., 2. verb. u. erw. Aufl., Haug, Heidelberg (1982).

KENT, J. T.: Repertory of the Homoeopathic Materia Medica, 6th ed., Chicago (1957). (dtsch: ERBE, W., Kent, Repertorium der homöopath. Arzneimittellehre, Hippokrates, Stuttgart, 1937 und KELLER, G. v. und KÜNZLI, J., Kent's Repertorium der homöopathischen Arzneimittel, 2. verb. Aufl., Haug, Heidelberg, 1971).

Künzli, J. u. Barthel, M.: Kent's Repertorium Generale, O.-Verlag, Berg (1986).
Phatak, S. R.: A Concise Repertory of Homoeopathic Medicines, 2nd ed., Bombay (1977).

Theorie

Braun, A.: Methodik der Homöotherapie, 3. erw. u. verb. Aufl., Joh. Sonntag, Regensburg (1985).
Furlenmeier, M.: Mysterien der Heilkunde, Th. Gut u. Co., Stäfa (1981).
Hahnemann, S.: Chronische Krankheiten, Bd. 1, 2. viel verm. Aufl., Arnold, Dresden u. Leipzig (1835) (Repr.: Haug, Heidelberg, 1979 und O.-Verlag, Berg, 1983).
Hahnemann, S.: Organon der Heilkunst, 6. Aufl., Leipzig (1921). (Repr.: Hippokrates, Stuttgart, 1955 und O.-Verlag, Berg, 1983).
Kent, J. T.: Lectures on Homoeopathic Philosophy, 5th ed., Chicago, 1954. (dtsch: J. Künzli, Zur Theorie der Homöopathie, 2. verb. Aufl., Grundlagen und Praxis, Leer, 1981).
Resch, G. und Gutmann, V.: Wissenschaftliche Grundlagen der Homöopathie, O.-Verlag, Berg (1986).
Sonntag, R. u. Lang, G.: Homöopathie in der Apotheke, O.-Verlag, Berg (1986).
Vithoulkas, G.: The Science of Homoeopathy, New York (1980) (dtsch: Die wissenschaftliche Homöopathie, Burgdorf, Göttingen, 1986).
Vithoulkas, G.: Homoeopathy – Medicine for the New Man, (dtsch: Medizin der Zukunft, G. Wenderoth, Kassel, 1979).

Zeitschriften

Allgemeine Homöopathische Zeitung, Haug, Heidelberg, 1832 –
Zeitschrift für Klassische Homöopathie, Haug, Heidelberg, 1957 –
Deutsches Journal für Homöopathie, O.-Verlag, Berg, 1982 –.

Am Augsburger Homöopathiekurs 1985 beteiligte Dozenten

Alwast Heinz, PD Dr. med. dent., Augsburg, BRD
Barck, Wolfgang, Dr. med. et phil., Darmstadt, BRD
Behnisch Gotthard, Dr. med., Detmold, BRD
Braun Artur, Dr. med., Unterhaching, BRD
Dietrich Clemens, Dr. med., Wohlen, Schweiz
Eichelberger, Otto, Dr. med., München, BRD
Gawlik Willibald, Dr. med., Bad Tölz, BRD
Geukens Alf, Dr. med., Hechtel, Belgien
Gerd-Witte Heinrich, Dr. med., Münster, BRD

Hauptmann Horst, Dr. med., Augsburg, BRD
Hess Walter, Dr. med., Balingen, BRD
Illing Kurt-Hermann, Dr. med., Kassel, BRD
Planitz v. d., Christa, Dr. med., Bayreuth, BRD
Resch Gerhard, Dr. med., Wien, Österreich
Rohleder Volker, Dr. med., Berlin
Schlüren Erwin, Dr. med., Reutlingen, BRD
Sohn FWPH, Dr. med. et phil., Berlin
Spinedi Dario, Dr. med., Orselina, Schweiz
Springer Wolfgang, Dr. med., Diessen, BRD
Stübler Martin, Dr. med., Stadtbergen, BRD
Tarne-Claasen Silke, Dr. med., Hagen/Hohenlimburg, BRD
Ungern-Sternberg, Frh. v., Manfred, Dr. med., Detmold, BRD
Wecker Leonhard, Dr. med., Mering, BRD

Sachverzeichnis

Arzneimittelverzeichnis

Kindertypen in der Homöopathie

Frans Vermeulen

Zeichnungen von Jan Hauwert

Die Homöopathie sucht in der verwirrenden Vielfalt der Symptome einer Krankheit eine Ganzheit zu sehen. Sie geht davon aus, daß das Leben trotz augenscheinlicher Aufsplitterung der Erscheinungen auf verschiedenem Niveau eine unteilbare Einheit ist.

Symptome auf geistiger, emotionaler, funktioneller und physischer Ebene werden nicht als getrennte Phänomene betrachtet, die unabhängig nebeneinander existieren und deshalb Spezialisten verschiedener Fachgebiete überlassen werden müßten. Sie gelten vielmehr als parallele, miteinander verknüpfte, wenn auch gestörte Äußerungen einer Art Urmodells.

Dasselbe gilt für homöopathische Heilmittel. In ihrer bunten Palette von Symptomen wie Farbe, Erscheinungsform, Dichte, Vorkommen, Bindungsqualitäten und physische Eigenschaften von Materie, spiegeln auch sie ein bestimmtes Urmodell wider. Die Gesamtheit dieser **Ausdrücke** ergibt ein **Bild,** in der Homöopathie das Arzneimittelbild. Der genaue Vergleich von Symptom-**Bild** der Krankheit und dem Arzneimittel-**Bild** läßt eine deutliche Übereinstimmung erkennen, bsplw. zwischen dem Urmodell von Calcium und dem Calcium carbonicum-Typ. In einem solchen Vergleich liegt der Schlüssel zum Verständnis für die Bedeutung individueller Symptome, des Wesens des Kindes und zur Wahl der Therapie bei Kinderkrankheiten.

Der Autor unternimmt den Versuch, in 36 homöopathischen Arzneimitteln das verborgene Gestaltsmuster zu finden, indem er deren Substanzen in ihren natürlichen Äußerungs- und Erscheinungsformen analysiert und beschreibt. Im anschließenden Abschnitt »Typ« werden sodann Assoziationen zu dem besprochenen Kindertyp geknüpft. So entstehen die Umrisse eines Urmodells, das sich hinter den geistigen, emotionalen, funktionellen und körperlichen Erscheinungen verbirgt.

Dieses Buch baut auf den von Borland erarbeiteten Grundlagen auf und führt diese weiter. Der Verfasser sieht sein Anliegen erfüllt, wenn der Leser den Schlüssel zum Verständnis für das jeweilige Bild von **Typ** und **Arzneimittel** findet und versteht. Seine Erkenntnisse dienen dem medizinischen Praktiker bei der Therapiewahl und erleichtern interessierten Eltern den Zugang zu ihrem Kinde.

ISBN 3-87758-080-7, 268 Seiten, Efalin DM 48,–

JOHANNES SONNTAG
Verlagsbuchhandlung GmbH, Regensburg